オープンダイアローグ
Dialogical Meetings in Social Networks
を実践する

日本評論社

はじめに

　本年3月、精神医療福祉にかかわる世界でもっぱら話題となっているオープンダイアローグの開発者ら2名による書籍『Dialogical Meetings in Social Networks』の翻訳が日本評論社より刊行された。本書は、主にオープンダイアローグと「未来語りのダイアローグ」(anticipation dialogue) という、フィンランドで独自に開発されたダイアローグの手法について、社会的ネットワークの重要性という観点から書かれたものである。しかし、この書の翻訳者の私にとっては、少々過熱気味ともみえる期待ばかりがふくらみ、一時的な流行のようにもてはやされているだけではないのか、という危惧がつきまとっていた。

　家族療法をはじめとする従来の精神医療・保健・福祉の現実は、家族を援助することは家族を当事者本人に対する治療者に仕立て上げることとイコールであった。オープンダイアローグは、家族も治療者も一緒に入って変わっていこうとするダイアローグの思想を根底にもっており、家族を治療者に仕立て上げるのではなく、家族もまた支援を受けられるようにするものである。家族もまた社会のネットワークのひとつとして当事者や専門家とともに市民社会的共同体をつくるのだという思想がそこにある。

　本年5月、オープンダイアローグネットワークジャパン（斎藤環共同代表）によって開発者のヤーコ・セイックラ氏、トム・エーリク・アーンキル氏が招致され、3日間にわたって東京で濃密なセッションが行われた。本ブックレットは、来日中の両氏に超過密スケジュールから貴重な時間をさいていただき、京都で『オープンダイアローグを当事者・家族とともに実践するために必要なこと・してはいけないこと――フィンランドにおける"沈黙"と"対話"の解釈とソーシャルネットワークの再構築』というテーマでシンポジウムを開催した記録である。開催にあたっては、あらためてオープンダイ

アローグネットワークジャパンの関係者と来日したお二人をガイドしていただいた片岡豊氏に感謝したい。また現地における会場および人員の手配、そして手作りの食事のもてなしなど、きめ細やかな配慮をいただいた、いわくら病院のソーシャルワーカーである保田美幸氏、認定NPO大阪精神医療人権センターの上坂紗絵子氏、そのほかここには書ききれないが、オープンダイアローグに希望を見出し賛同していただき、このシンポジウム開催のために集まっていただいた各人にお礼を述べたい。

　さて、社会の仕組みのなかで障害があっても生きやすくするのがソーシャルワークのはずである。しかし現実には目の前の閉じ込められた患者さんを前に私たちは汲々とし、まず医療で病気を治して（社会にとって迷惑な存在ではなくなって）から社会適応のためのリハビリを行うと思っている。本年7月、津久井やまゆり園の事件後、厚生労働省は（想像したとおり）ますます隔離・拘束の方向性にもっていこうとしている。この、かなり危機的な社会状況にあっても、多くの精神医療福祉従事者は危機感を抱いていない。そしてますます、保護という思想、パターナリズムが入ってしまいやすくなっている。強制権もある。代弁、後見、誰のための制度かがあやふやになる。
　社会を変えていく、その社会のなかで住みづらい人がもっと幸せに生きていきやすくするために、対人援助にたずさわる人たちがオープンダイアローグをフルに活用してもらいたいと強く願う。

　おわりに、タイトなスケジュールのなか本企画にご賛同いただいたシンポジストの高橋睦子さん、竹端寛さん、通訳の花野真栄さんにも厚くお礼を申し上げます。

　　2016年8月

高木俊介

オープンダイアローグを実践する

目次

はじめに（高木俊介）……………………………………… 3

Part I　シンポジウム

日本における
オープンダイアローグの実践とその課題　9

シンポジスト紹介　　10

セッション1

有効なネットワークに繋ぐためには？ ……………………………… 12
ダイアローグから生まれるもの ……………………………………… 14
専門職が陥りがちなこと ……………………………………………… 15
感情を共有し、体感することで世界が豊かになる ………………… 18
ダイアローグの核心 …………………………………………………… 20
場をコントロールするベストメソッドを持ちこむな ……………… 21
「もっと」の可能性 …………………………………………………… 23

セッション2

ネウボラとはどんな支援か …………………………………………… 26
母子関係におけるダイアローグの機能 ……………………………… 28
「傾聴する」とはどういうことか …………………………………… 34
ブームへの危惧 ………………………………………………………… 36
実践を阻むもの「さあ、恐れずに進もう」 ………………………… 38
クライシスの時だからこそ可能性が広がる ………………………… 40
質疑応答① ……………………………………………………………… 42
質疑応答② ……………………………………………………………… 44
おわりに──まずは実験精神で、そして希望へのきっかけに …… 46

Part II　シンポジウムを終えて　49

私たちは「沈黙を破る」のだろうか（髙橋睦子）……… 50
　どうありたいか
　　　──「未来語り」の扉をダイアローグで開く ……… 50
　フィンランドにおける専門性 ……… 52
　相性とヒエラルキー ……… 53
　自らの言葉で言語化することをサポートする
　　　──ネウボラの「未来語り」の力 ……… 54
　隣りの芝生は青いのか ……… 55
　継続的かつ一貫した「見守りダイアローグ」 ……… 55
　「個別の」「直接の」、そして「わかりやすさ」 ……… 56
　暮らしのなかの目線に寄り添う ……… 57

「いま・ここ」を外さない対話（竹端　寛）……… 59
　水平と垂直の対話 ……… 59
　「いま・ここ」の可能性 ……… 62
　「ために」から「ともに」 ……… 64
　診断名をカッコに括る ……… 67
　症状から生きる苦悩へ ……… 69

日本でオープンダイアローグをどう進めるか（高木俊介）… 73
　ACTの活動とオープンダイアローグ ……… 73
　オープンダイアローグと専門職（プロフェッショナル） ……… 75
　医師を頂点とするピラミッドと病院システム ……… 76
　日本の専門職養成システムの歪み ……… 78
　日本の精神医療福祉制度の後進性をどのように打ち破るか ……… 79
　根強い薬物療法信仰と客観性の罠 ……… 81
　未来語りのダイアローグへの期待 ……… 82
　楽観的構造としての「未来語りのダイアローグ」 ……… 85

Part.1
シンポジウム

日本における
オープンダイアローグの
実践とその課題

シンポジスト紹介

●ゲスト

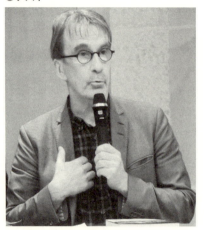

ヤーコ・セイックラ
ユヴァスキュラ大学心理学部教授、
臨床心理士、家族療法士

●ゲスト

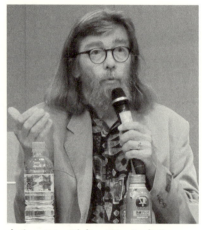

トム・エーリク・アーンキル
フィンランド国立健康＆福祉研究所
研究教授

●コメンテーター

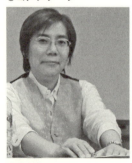

髙橋睦子
吉備国際大学
保健医療福祉学部教授
〈著書〉
『ネウボラ
フィンランドの
出産・子育て支援』
（かもがわ出版）他

●ファシリテーター（司会）

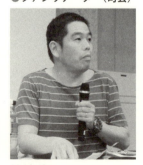

竹端 寛
山梨学院大学
法学部政治行政学科教授
〈著書〉
『枠組み外しの旅』（青灯社）
『権利擁護が支援を変える』
（現代書館）他

●コーディネーター

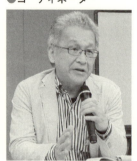

高木俊介
ACT-K、
たかぎクリニック、
精神科医
〈訳書〉
『オープンダイアローグ』
（日本評論社）他

セッション1

竹端 本日は『オープンダイアローグ』(日本評論社、2016年) の著者お2人を招いて議論をしたいと思いますが、議論の焦点はその技法に置くのではなくて、社会資源としての家族づけやさらにはソーシャル・ネットワークの考え方を中心に議論したいと思います。

今日お集まりいただいた方々の多くは、すでに『オープンダイアローグ』を読んでいらっしゃる方も多いと思います。しかし、では家族が治療にとっての社会資源となる、あるいはソーシャル・ネットワークが有効であるといわれても、本当にそうなのかどうか実感していない方が多いと思います。つまり、日本の社会のなかでオープンダイアローグを実践しようとしても、どうも本に書かれていることと日本での実践には、開きがあると感じておられる方もいらっしゃるのではないでしょうか。

とういうわけで、ヤーコとトムには、この本が書かれた背景や、この本をどんな思いで書かれたのかについて話をしていただきたいと思います。

ヤーコ 本日はさまざまなバックグラウンドをもったさまざまな職種の人に集まっていただき、大変うれしく思っております。臨床関係者、大学の研究者、そして何よりも精神疾患に苦しんだ体験をした多くの人々がここに参加してくださっているであろうことは大変素晴らしいことだと思います。なぜなら、人間的な精神的ケアはそうしたさまざまな人々、関わる私たち全員が集まることで可能となるはずだからです。

トム 私はヤーコと違ってセラピストではありません。私の専門は社会政策です。そして私はもともと小学校の教師でした。1970年代、私は教師としてある体験をしました。問題を抱えた子どもに出会ったのです。そういった子どもたちは、学校内だけでなく、家庭においてもさまざまな問題

を抱えていましたから、教師として学校だけで問題を解決しようとしてもそれは不可能で、教師という立場を超えて子どもの問題に向き合わざるを得なかったのです。

そのとき、私は自分たちのような専門職と、家族を含めた子どもを取り巻くネットワークを作ることができないだろうか、と考えました。

私は、「生徒」という言葉を廃止しなくてはならない、と考えました。「生徒」は、制度の中に存在する言葉なのです。子どもたちは生徒ではなく、人格をもったひとりの「人間」そのものなのです。つまり、私が教師の立場から「生徒」として見ていたときには理解できなかったことが、子どもという「人格をもった人間」として見ることで新たな視点を得ることができたのです。

それがソーシャルワークや、その他専門職の研究を始めるきっかけとなりました。クライアントはクライアントではなく「人間」です。患者は患者ではなく、病院に通うのは患者ではなく、人間が通っているのです。人間には日々の生活があり、関係性があります。そしてこうした人々が日々継続している関係性こそが大切であると、私は気づいたのです。

では、専門家として私たちの感覚と他の人々の日常をうまく結びつけるにはどうしたらよいのでしょうか。もちろん日本とフィンランドには違いもあるとは思いますが、今ここに集まっているみなさんとの相互作用を通じて、そんな接点というものを今日は探り合っていきたいと思います。

有効なネットワークに繋ぐためには？

竹端 患者とか、生徒ではなく、一人の人間として見なさいというお話

でした。専門家という「立場」に立つと、対象者の人格に注目するよりも、抱えている「問題」や「課題」を中心に物事を見がちです。こうした態度は、かつてはフィンランドでも当たり前に見られた光景だったのでしょうか？

トム　アリストテレスの父は医者でした。アリストテレスは医者の倫理観に関してもいろいろと記しています。有名なものとしては、「医者が正しいときに正しい行いをすれば、それは正しい行いである。しかし悪いときに正しい行いをすれば、それは悪い行いとなる」という言葉です。

つまり、方法論（メソッド）が正しいかどうかよりも、コネクションやタイミングの巧拙が重要であるということです。メソッドありきではないのだ、と。正しいときに、各自が保有する日々のネットワークに適切につなぐことがベストプラクティスであるとアリストテレスは言っているわけです。

医者――つまり専門家として、何が高い次元の行動かというと、自らの専門知識と、人々のネットワークをつなげてあげること――つまり患者の持っているさまざまなネットワークのなかから一番よいネットワークを見つけ出して、つなげてあげることなのです。

でも一体どうすれば、日常生活と有効なネットワークを繋ぐことができるのでしょう？　やや哲学的な言い方かもしれませんが、日常生活を自分の側に引き寄せる、もしくは自分そのものを日常生活の中に引き入れていくという姿勢が大切なのです。

つまり、ソーシャル・ネットワークを生活の中心に据えること、個人個人をネットワークから外さないこと、孤立させないことがとても重要なことなのです。人間は孤立して存在することができないのですから。専門知識を持っている者が進むべき次なる段階はここにあります。

日常と接点を持つことは、教師やソーシャルワーカー、セラピストとしての専門性を薄くすることではありません。実際のところ、専門家として日常と接点を持つために、自分自身の細かい部分を含めたあらゆる能力が

必要になってきます。

ダイアローグから
生まれるもの

ヤーコ いまトムが話していたことを聞いて、思い出した事例があるので、それについて少し紹介したいと思います。

1年くらい前でしょうか、今日のような場で、オープンダイアローグについて話をしたことがあります。その会場の雰囲気は、オープンダイアローグについてやや懐疑的でした。

そして、会場から以下のようなコメントが多くありました。「オープンダイアローグを行うよりも、その前にきちんと診断を下して、診断に基づいた正しい治療を行うべきではないか」と。そしてある一人の医者から、「統合失調症の人を相手にしたとき、心理療法家としてあなたはどのような対応をしているのか」とかなり執拗に尋ねられました。

そのとき、私は不安を覚えたのですね。なぜなら、正確な答えを私は持ち合わせていなかった——私は35年間、統合失調症と診断された人々に多くの精神療法を行ってきました。にもかかわらず、私にはその質問に明確に答える自信がなかったのです。

しかし、先ほどのこの場でのトムとの対話は示唆に富んでいたというか、私自身はっと気づかされたのですね。それは、私は統合失調症の人々を「患者」とみなして接し、話してきたのではなかった、ということです。私は彼らを「患者」ではなく「人間」として接し、話しかけてきたのだ、と。これは必要な関係性を人々と育むうえで、大きな違いを生むと思います。

トム これも過去のエピソードですが、ドイツで患者、家族を交えた会

合に招かれて出席したことがあります。そして医師からの依頼を受け、精神疾患のある女性と話をすることになりました。1年間の入院歴があり、再入院することになった女性でした。最初の入院の際は病院で治療を受け、2度目の入院では地域ケアを受けることになっていました。彼女は自らがどのような治療を受けたのか、これまでとは異なった言葉を紡ぎながら、彼女はこのように話したのです。

「1年前のことですが、私の家族、夫、つまり私の両親も呼ばれて、病院でミーティングが行われたのです。それはとても変な感じ――自分がそこに存在していない感覚――の会合の場だったんです。なぜならそのとき医師は、私がどんな様子なのか、夫と家族に対して尋ねたのですが、本人である私自身には何も尋ねなかったのです。私はその場に存在していないようでした。しかし、いま現在、ここの医師と看護師とは全くそんなことはありません」。

ヤーコ つまり、オープンダイアローグの手法を用いたのです。

専門職が陥りがちなこと

トム その通りです。彼女は言葉を続けました。

「常にその場に、その話し合いの中に、自分も参加しているのだ、と感じました。特に気に入ったのは、医師と夫の間で交わされたダイアローグです。対話を聴いていて、夫が私に対してどれほどリスペクト――私を認め、大切にしてくれているか、が分かったんです」。

この例は、従来のいわゆる伝統的な診療システムと、オープンダイアローグがいかに異なっているか、よく示していると私は感じます。この方法

で患者とダイアローグすることによって、まったく新しい効果が生まれることになるのです。つまり患者の尊厳を保証することで、患者がもっている資源（リソース）を引き出すことができるのです。

彼女自身が医師と話したことではなく、夫と医師が話したことに彼女が好感をもった、というのは非常に興味深いと思います。もし医師と夫との対話だけに終わっていたならば、こうした感想を彼女がもつことはなかったでしょう。

これはある意味、専門職にとってチャレンジングなことなのですが、私たちがフィンランド北部の精神科病院で開発したオープンダイアローグとはこのように、患者と家族の心をオープンにするものなのです。

家族や病院スタッフの全員がオープンダイアローグに関わることは非常に意義深いことなのですが、一方でそれが混乱を招くことがあることも事実です。なぜならオープンダイアローグでは、患者のドアも、家族のドアもオープンにされます。すると患者も家族も皆、たくさんの言いたいことを秘めているわけですね。病状をどう捉えているか、治療方法についてどう感じているのか、そんなことを皆オープンに話されるわけです。

そして、患者や家族の気持ちというものは、私たち医師やその他スタッフがベストの方法だと考えているものと大きく異なることが多いのです。そのため、いわゆる「行き詰まり状態」（dead-end situation）に陥ることもあります。どう解決したらよいかわからない状況になることだってありうるのです。

私たち専門職がそう感じてしまうのは、自分たちが治す立場であり、治療方法を知っている——家族に変化を起こすのは自分たちの役割だと思い込んでしまうことから起こります。

しかしながら、この新しいオープンダイアローグという開かれたフォーラムのもとでは、そういう古いコンセプトを捨てなければなりません。すると多くの変化が、私たち自身が変化することで生じてくるのです。とは

いえ、私たち自身の意識変化がまず必要である、ということは、非常に厄介な大問題（catastrophe）なわけです。

しかし、これは避けて通ることのできない問題なのです。なぜなら、従来の精神医療の世界では患者を変化させる、家族を変化させるということに重きが置かれてきたからです。

けれども、オープンダイアローグという手法をとるということは、私たち専門職も大きな流れの中の一部になることを意味します。精神療法家、看護師を含めたすべての専門職は、「アウトサイダー」として患者の治療やケアに介入するという枠組みから外れて、オープンダイアローグという流れの中の「インサイダー」となるのです。

私はこのようなシェアされる関係を新しいソーシャル・ネットワークであると考えていますが、それは言い換えれば新しい家族が形成されるようなものです。クライエントが抱える問題を自分たちも同様に抱えて生きるということです。そのため、例えば痛みであるとか、患者の心身に起きていることが、我々自身の中にも起きるということを体感することになります。

大切なのは、そのように感じられるようになるために、多くの状況説明の言葉を必要とするわけではない、ということです。実際、オープンダイアローグの中でクライエントが悲しいエピソードを話すことがあります。その話を聞いて父親が泣き出します。そして、私も涙を流しているときがよくあります。こうした状況は、専門職が「治す側」である、という伝統的な医療関係の中だけでは決して起こり得ないでしょう。

とはいえ、逆説的でもあるのですが、やはり私たちは専門家であることに変わりありません。これはとても興味深いポイントです。クライエントが悲しいエピソードを話すとき、父親が流す涙に呼応して私も目に涙を浮かべることもあるでしょう。しかし一方、精神療法家である私は、彼らに対して、専門職としての責任がある立場でもあるわけです。

私はオープンダイアローグのインサイダーかつ専門職であるという二重の役割を果たすことになります。そして、さきほどトムが話したように、クライアントや家族を、彼らのありのままの関係から切り離したりしないように面倒を見る、というのが私たちの仕事になります。彼らの自然な人間関係の中で、インサイダーそして専門職としても振る舞うことが私たちの役割なのです。

感情を共有し、体感することで世界が豊かになる

　竹端　日本では、「専門職は患者と一緒に泣いてはならない」という、タブーのような職業倫理を持っている方もおられるかと思うのですが。フィンランドではそういうタブーはなかったのでしょうか？

　ヤーコ　そうですね。おそらく同様にフィンランドでもプロフェッショナルとしての矜持のようなものはあるかと思います。とはいえ、もちろん国によって文化的な違いから生じる許容度の差はきっとあるでしょうね。

　トム　フィンランドで患者の話を聞いて泣いてしまった経験を私が話すと、とりわけ専門家たちからは肯定的に受け取られるんですよ。意外に思われることかもしれませんが、特に男性陣が好意的に受け取ってくれます。

　ヤーコ　デンマークの居住施設で非常に重い症状──薬物依存や精神疾患を抱えた患者の治療にあたっている医師や看護師、ソーシャルワーカーたちと感情を共有し体感することについて話したとき、彼らはこう言いました「イエス。私たちも自分のことのように患者らの気持ちを感じています。感情を共有し体感することは、素晴らしい方法です」と。

　トム　私の経験を思い起こすに、ソーシャルワーカーや学校の先生、リ

ハビリテーションを行うセラピスト、そんな方々がクライエントと感情を共有することに肯定的な姿勢を示すのは、感情が許容されることに、精神的安堵を見いだすからではないでしょうか。

さまざまなディスカッションを経て得た私の考えではありますが、人は誰もが自らの視点からあらゆる物事を見ているわけです。イギリスの心理学者ジョン・ショーターは次のような的確な見解を述べています。

> 「人間の心理学的な独自性とは何か。それは、すべての人、あらゆる個人は関係性において独自で固有の場を持っていること。個人の歴史、関係性で成されたその場には他の誰も存在しない。だから自分が見ている世界は、その場から見た世界なのだ」。

つまりヤーコを例に挙げれば、ヤーコはヤーコのいる場から物事を見ているのです。つまり我々人間は誰もが主観的にならざるを得ない生き物なのです。客観的にはなれないのが人間というものなのです。「私たち専門職は主観的であるべきだ。私たちは主観的に考え、さらに考え、そして結局のところ自分たちが主観的であることに気がつくのだから」。これはヤーコではなく、別の私の同僚が語ったことですが、この気づきがダイアローグの最初の扉なのだと思います。

つまりダイアローグに入るためには、参加それぞれがオリジナルな見方・考え方を持っている必要があります。ダイアローグを行う前においても、そして行った後においてもそうあるべきで、だからこそより豊かな視点を育むことができるのです。

私はヤーコとよく対話しますが、私はヤーコにはなれません。私は私自身であり、あなたはあなた自身です。同じように、私は「自分の妻のことをよく知っている」と思っています。しかしながら、妻が自らの視点から見ている風景を、私はシェアすることができませんよね。だから、「家族の見解はこうだ」とか、言われることがありますが、「家族の見解」といったものは存在しないのだと考えるべきでしょう。

私たちにとってダイアローグが必要とされるのはまさにこの部分、ダイアローグを通じて自らの視点と主観性を育むことができるからです。そして、さらに素晴らしいことに、他者の考えを聴くことで、より豊かな見解を得ることができるからです。

ダイアローグの核心

　トム　今述べたようなことを、ソーシャルワーカー等の専門家と議論していると、「えっ、私がそんな主観的になっていいんですか？」と驚かれることがあります。私はこう問いかけます。「あなたは、一体どのようにして主観的でない存在になれるのですか？」「あなたがあなた自身の主観を持たなければ、一体誰がそうなれるのですか？」そして、「誰が、あなたは主観的であってはならないと教えたのですか？」と。
　「私の職業的理想は、主観的ではなく、客観的であり続けることです」という人がいますが、それは不可能でしょう。もし可能だとしたら、その人は人間ではなくなってしまいます。
　ダイアローグのなかに客観的視点が存在する、と自分が考えているあいだは、他人の話を傾聴していないのだと思います。そういう態度は、他の人に対してこう考えるべきだ、こう聞くべきだと言っているようなものです。それでは、自分の見方に同調しろと強制しているのと同じです。
　ダイアローグの核心は、他者に対する際限なき敬意にあります。私は、他者の他人性を尊重し、その人のことをよく知りたいと思います。ですから、私は他人の話に耳を傾けなければならないし、傾聴したいと思うのです。

鳥にならない限り、誰も空を飛ぶ鳥の視点を持つことはできませんよね。空を飛んでいる鳥たちは、人間が鳥を認識している視点で自らを見ているのでは決してないのです。つまり、すべての人はそれぞれ独自の視点から物事を見ているのだということを私は言いたいのです。

ただし専門家というものは、多彩な視点から見つめることを可能ならしめる多くの知識を有しています。さまざまな概念やメソッドを学び、多くの研修を経た経験があるのですから。しかしだからといって、それが客観性を担保するものではないことをわきまえておく必要があります。専門家には聴く耳をもつという態度をぜひ持ち続けてほしいのです。

ちょうど良いのでヤーコに関する事柄ですが、我々に起きたちょっとしたエピソードについて話しましょうか。この『オープンダイアローグ』の出版後、ヤーコは新しい本の執筆に取りかかったのです。日本でも、現在その本の翻訳が進められていると聞いております。ところがヤーコは次作の執筆にあたって「ああ、これでは『オープンダイアローグ』の焼き直しになってしまう！」と、大きなフラストレーションを抱えたのです。一種のクライシス症状みたいなものです。ヤーコと私は執筆の行き詰まりを打開すべく、話し合いました。いったい何のための本を書いているのか、キーワードは何なのか。以前書いたような内容を繰り返すのではなく、掘り下げるべき不明な点はどこだろうか——。

場をコントロールするベストメソッドを持ちこむな

トム ヤーコと私は対話を繰り返し、ヤーコに対して詳細なインタビューを行いました。かつてヤーコはフィンランド北部ラップランドにあるケ

ロプダス病院の急性期病棟で、チーム医療の一員としてネットワークの中で働いていましたが、いま現在は異なる環境——フィンランド中心部に場を移し、非急性期クライエントを対象とした仕事をしています。以前のようなチーム医療の一員ではなく、パートナーとして従事しています。難しい症状を取り扱っていることに変わりありませんが、精神疾患のクライシス症状だけを手がけているわけではありません。

　当時と現在を比較して何が変化し、何が不変だったのか、私はヤーコにインタビューしていきました。そうすると、ヤーコからこれまで聞いたことのなかったフレーズが飛び出してきたのです。現段階の重要なキーワードとなるものですね。ヤーコから出てきたフレーズは、彼自身はもちろん、他職種の方にとっても良い指針となるような内容だったのです。

　　　「いま自分が持っている、場をコントロールするベストメソッド（最善の技法）を持ち込んで仕事をするべきではない。なぜならもっと優れたものが次に出てくるはずだから」「しゃべらず、耳を傾けよ！」

　これが、ヤーコの考え出したフレーズです。ちょっと本人に尋ねてみましょうか。ヤーコ、どうしてそんなことを思いついたのだろう？

ヤーコ　うん、それはこれまでの経験がおそらく関連しているのでしょう。私はもともと家族のためのセラピストとしての教育を受けてきたのです。きっとここに集まっている方々の中にも同じような仕事に携わっている方がおられるかと思います。

　家族療法の体系では、家族というシステムがどのように機能するかを学ぶわけです。セラピストは、家族というものについて自分が持っている知識を用いて、何らかの提言をしたり、家族システムをリフレーミングする（今までとは違ったアプローチをすることで焦点や解釈の視点を変え、対象の生き方を健全かつポジティブなものにする）作業をします。家族というものに何かしらの変革をもたらす介入を行っていると言い換えてもよいかもしれません。

しかし、リフレーミングの作業は場をコントロールする目的で、つまり家族のためというよりも、実際のところは自分たちセラピストのために行われることが多かったのです。
　だから、自分が意図し定義する方向に場の状況を向かわせる誘惑を退け、ダイアローグ的なプロセスを促すことが大切だと感じました。実際のところ、家族が持つ物語には多くのオプションや多岐多様性（選択肢）があるのです。つまり家族への介入を行う従来のレフレーミングではなく、家族をフォローし一緒に方法を考える、というオルタナティブな手法を試すようにしたのです。
　セラピストの典型的な仕事というのは、メソッドを用いて解釈し、症状を特定していくことなのですが、これは、ダイアローグの手法はこれと対極をなす手法であると考えてよいかもしれません。なぜなら、クライエントが中心となる手法だからです。クライエントを中心にして、家族の構成員やさまざまなソーシャル・ネットワークがひとつとなって動いていくシステムです。大切な課題の解決のために、すべての機会、すべての資源がオープンにされ、そして専門家は責任を担い、セッションが進んでいきます。

「もっと」の可能性

　トム　ここでフィンランドと他国との文化的コンテクストの違いについても話しておきましょうか。
　オーストラリアのソーシャルワーカーらが、オープンダイアローグの手法を学び実践したいとフィンランドを訪れたことがありました。彼らは、

ホームレスや失業者といった経済的困難を抱えた人々に対して財政的な支援を行う社会福祉のセクションに属していました。

　さて、フィンランドと異なり、オーストラリアの文化的コンテクストはかなり規則遵守に関して厳格で、規則をはみ出して運用するのが非常に難しい社会なのです。つまり、オーストラリアはダイアローグ的コンテクストが適応しにくい国だったのですね。

　しかしオーストラリアのソーシャルワーカーは、ほんの小さな程度でもよいから、オープンダイアローグ的な要素を母国に持ち帰り、試してみようと努力したのです。そして、オープンダイアローグの本質的な部分をしっかり捉え、オーストラリアの社会で実験したのです。その本質とは、ソーシャルワーカーが「傾聴」する時間を確保できるようにした、というものでした。

　先ほどのヤーコのフレーズに戻りますが、「いま自分が持っているベストメソッドを持ち込んで仕事をするな。なぜなら、もっと優れたものが次に出てくる」という姿勢が大事だということです。

　オーストラリアのソーシャルワーカーは自分の国に戻り、施設長や上司を説得し、ソーシャルワーカーがクライエントの話を純粋に聴く時間を多くとれるように仕事配分をアレンジしてもらうことに成功したのです。

　このことによって、まもなく驚くべき変化が起こりました。この素晴らしい経験と試みは記事となり、そして博士論文となって発表されました。オープンダイアローグの全手法を持ち込むのではなく、「傾聴する」というオープンダイアローグの本質的な要素をひとつ持ち込んで育てることによって大きな成果をあげているのです。多数の人がこの試みに動員されたといった大きな出来事ではありませんが、それは大きなサプライズをもたらしました。

　まず最初は、クライエントからのこのような嬉しい驚きの反応です。「私の話を本当にこんなに聴いてくれるの？　こんなに耳を傾けてくれる

なんて信じられない」。当初は、何か奇妙な試みでも開始されたのではないかと思われたほどだったそうです。

　ソーシャルワーカーらは、「聴く時間はたっぷりとってあるのでどうぞお話しください」という態度でクライエントに接したのです。ほどなく信頼が生まれ、クライエントは話すようになりました。

　次に生じた変化は、クライエントがもっているさまざまな能力にソーシャルワーカーたちが気づいたことです。以前は能力に欠けているとみなしがちだったのですが、各クライエントがそれぞれのネットワークにおいて、多くの能力を備えていることを発見したのです。そしてクライエントがソーシャルワーカーを見る目が変わり、ソーシャルワーカーがクライエントを見る目が変わるという相互作用が生じたのです。

　その結果、マネジメントにおいても大きなサプライズが起こりました。それまでは何か問題が起こると、専門職側はその原因はクライエントにあると考えていたのでした。ところが実際は、担当している専門職が臨機応変に対応していないために問題を複雑化させていることに気がついたのです。

　このオーストラリアの事例から、ネットワークと共に傾聴することが専門家にとっていかに大切であるか、おわかりいただけるのではないかと思います。

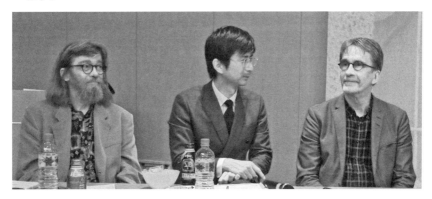

セッション2

竹端 後半のセッションを始めます。お二人のシンポジストから問題提起してもらいます。

　最初に、フィンランドで行われて注目を浴びているネウボラ（出産・子育ての包括的支援）について、吉備国際大学の髙橋睦子さんに解説していただき、ネウボラとオープンダイアローグに共通する課題について提起してもらいたいと思います。髙橋さんは『フィンランドの出産・子育て支援』（かもがわ出版、2015年）という本も出版されています。

　その次に、『オープンダイアローグ』の訳者のお1人である高木俊介さんにも問題提起をしてもらいたいと思います。

ネウボラとはどんな支援か

髙橋 フィンランドは国土面積では約33万平方キロ、日本とそれほど大差はありませんが、約540万余という人口規模からすれば小国です。地図をみればロシアとは陸続きですが、フィンランドの人々のライフスタイルや社会制度はスウェーデンから大きな影響を受けてきました。フィンランドが12世紀から長らくスウェーデン王国の一部だったという歴史は、今でもフィンランド語とスウェーデン語の二言語が公用語だということにも垣間見ることができます。1809年のロシア帝国への併合を機に1812年に首都もヘルシンキに遷都されました。ロシア皇帝を大公とする自治領として、

Part I　シンポジウム　日本におけるオープンダイアローグの実践とその課題

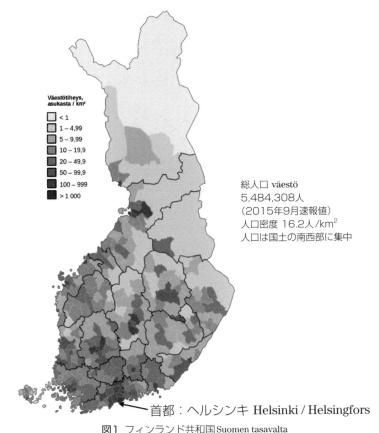

図1　フィンランド共和国 Suomen tasavalta

教育、金融、経済、郵便など多方面での自治を享受しつつも、フィンランドはスウェーデンでもなくロシアでもない自国の存在と存続という課題に常に向き合ってきたともいえます。1917年のロシア帝政の終焉後にフィンランドは独立し、共和国となって現在にいたります。フィンランドでは20世紀初頭頃から「人口問題」がはじめて本格的に議論されるようになりました。当時のフィンランドの課題は、現在しばしば日本でも注目されている出生率の低下ではなく、むしろ総人口の少なさと多産多死という厳しい状況のもとでの国としての生き残りでした。1900年の総人口は286万人、

貧しい農業国であったフィンランドは19世紀に何度も凶作による飢饉に見舞われていました。独立の翌年1918年には政治イデオロギー対立から内戦が勃発し、成人人口だけでなく、乳児死亡率や周産期死亡率にも暗い影を落としました。当時、保健・医療の制度や人材は未整備、現在のような福祉国家もまだありませんでした。政府による支援も期待できない窮状のもとで、現場に関わる人たち——当時は主に医療関係者が安全なお産と母子の健康増進のために、地域で自発的に始まった活動のなかに現在のネウボラという制度の萌芽があります。

ネウボラ（neuvola）はフィンランド語で「アドバイスの場」という意味です（neuvo：助言・アドバイス）。ネウボラは、1920年はじめにヘルシンキ市内で民間グループによる妊産婦の健診や相談活動をきっかけに誕生し、その後ヘルシンキ以外の地域にも徐々にひろがっていきました。萌芽から制度化にいたるまでの約20年間、ネウボラ活動の運営を支えたのはマンネルヘイム児童保護連合などの民間団体でした。ネウボラは1944年に制度化され、法的根拠を得て市町村自治体が直接に運営する母子保健・子育て支援制度になっています。

母子関係における
ダイアローグの機能

髙橋　さて、今日はあらかじめ、高木俊介先生から宿題をいただいていました。それは、「乳幼児と母親という親密な関係の中に保健師が入っていく場合、ネウボラではダイアローグはどのように機能するのか」という問いでした。ネウボラでの健診・相談支援セッションでは入り口としての初回に細心の注意を払います。その後も定期的にセッションを重ね、出産

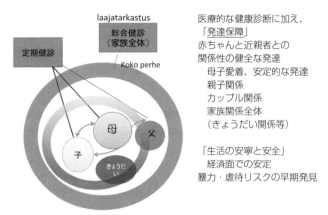

図2 出産・子どもネウボラでの「定期健診」と「総合健診」の概念図（2015©Takahashi）

とその後の子育てへの助走の段階から個人の尊重と信頼関係というダイアローグの基盤を形成しています。親密な家族関係（カップル関係、親子関係）に立ち入る問いかけはごく自然に行われます。権威性や威圧から解放された信頼関係があるからこそ、専門職と利用者の間にダイアローグが生まれます。利用者やその家族にとって「ネウボラおばさん」は、子育てや家庭生活——まさに「プライバシー」について安心して話せる相談相手です。

ネウボラは、妊娠の初期から出産を経て義務教育が始まるまで、同じ専門職がかかりつけとしてすべての妊産婦・母子・子育て家族を切れ目なくサポートする制度であり、また同時に、利用者にとっては地元地域での子育て支援のワンストップ拠点です。ネウボラは、妊娠の届け出の時点で、妊婦だけでなく妊婦の家族（同じ世帯に暮らしている人たち）も支援における「ご本人」（主人公）になります。

妊娠から出産直後までをサポートする「出産ネウボラ」と、その後の乳幼児期を担当する「子どもネウボラ」とは、今では連結することが多くなりました。「出産・子どもネウボラ」という連結型の方が、利用者にわかりやすく、支援の専門職（「出産ネウボラ」では助産師または保健師、「子

どもネウボラ」では保健師）にとっても、担当の子育て家族の状況を切れ目なく見守りサポートできるからです。

　出産ネウボラでは、妊娠期に約10回の健診・相談支援セッション（出産ネウボラでの専門職は保健師または助産師）が実施されます。1回のセッションで、基本的な計測や医療面での健康管理（体重、血圧、胴回りなど）だけでなく、段階に即した情報提供、子育てのイメージ形成、心配事や不安・悩みごとなどの相談が個室で行われます。ネウボラでのセッションについて、健診という日本語訳は誤解を招くかもしれません。なぜなら、ネウボラ専門職による「健診」とは、日本の産婦人科で行われているような医療的な確認・リスク管理にとどまらず、対面で妊婦一人ひとりと語らいつつ、各自の思いを受け止め不安をほぐす相談支援の側面も併せ持っているからです。超音波診断や内診はフィンランドでも医師の役割ですが、乳幼児への予防接種はネウボラ保健師が担当します。

　ネウボラ専門職は必要な場合に遅滞なく地域の病院につないでリスク管理をしています。医師（産科医や小児科医、ネウボラでは巡回医）にも医療面での健康管理という重要な役割があります。分娩はネウボラではなく地域の病院が対応します。フィンランドでも都市部では主にプライマリケアにおいて医療セクターへの民間参入が進んでいますが、日本のような民間の産科クリニックはほぼ皆無です。普段の定期的な健康管理、リスク予防、相談支援はネウボラが担当し、妊婦たちは事前に病院を訪問・見学します。首都圏の病院では、妊婦向けの事前見学に替えて、院内の映像と解説をネット上で公開しているところもあります。出産後は異常がなければ1-2日で退院（里帰り出産という慣行はフィンランドにはありません）、自宅でパートナーらとの子育てがすぐに始まります。産後4週目までにネウボラの担当者が自宅訪問（実際の自宅訪問は1〜2週目までの実施が多い）、その後は、子どもネウボラでの定期的に健診・相談支援を重ねていきます。

出産ネウボラでの面談は、初回に１時間程度の十分な時間を充てて、子どもが生まれてきたら誰が手伝ってくれるか、力になってくれそうな人たちをマッピングします。これは妊婦の家族構成・カップル関係・世帯の状況の把握です。ネウボラの保健師によると、この初回での意思疎通がその後の双方の信頼関係にとっても非常に大切だとされます。２回目以降のセッションは30-40分程度の時間を事前予約します。語らう時間を確保することはネウボラ専門職が妊婦ら利用者との信頼関係を築いていくために不可欠です。これにより妊婦99.7％、出生児99.5％がネウボラに繋がっています。

　フィンランドでは、ネウボラをはじめとして、さまざまな制度・政策について「さらによりよくしようとする」バージョンアップへの取り組みが、調査研究と連動して続けられています。とくに社会科学の諸分野では健全な批判性が重視されます。建設的だからこそ、現状について批判的な内省（健全なダメ出し）をし続け、研究知見を政策・意思決定のために提供すること、これはフィンランドでの研究者たちの社会的な役割です。出産・子育てへの包括的な支援としてのネウボラについても、フィンランドの専門家たちは改善・改革を続けています。その一例として、2011年から母子だけでなく家族全員を包み込む「総合健診」がネウボラでの健診・相談支援のセッションに追加されました。産前に１回（22～24週目）、産後（子どもネウボラ）で３回（生後３～４か月、15～18か月、４歳）実施されています。

　総合健診が追加された背景には、乳幼児期の安定的な発達は、幼年期だけでなく思春期や成人後にもその子の心身の健康を左右するという乳幼児精神保健の専門領域の知見が広く共有されたことが挙げられます。カップル関係の安定性やゆらぎも、母子・親子関係とともにネウボラでモニタリングされるようになり、実際、総合健診は家族全員がネウボラにやってきて、かかりつけの専門職と語らいます。総合健診での着目点は多岐にわた

日本 Japani	フィンランド Suomi
医療モデル主流	生活モデル、定期的-継続的な対話（健診）セッション
一般的な子育て支援・相談のスタンス：	「この頃／今どうですか？」
「困ったことがあったら／困ったら…」	（対話による状況把握、連続性-予防・早期支援。早期支援は「初動」に左右される）
（客待ち-"困り果ててから"「実は」、事後対応、重篤化しやすい）	個別の支援ニーズへの支援者側の適応（利用者のニーズに即して、サポートを組み立てる／テーラーメイド）
リスクや支援ニーズの「特定」、支援の制度に利用者が適応する	
ともすれば、親・子育て家族は支援の「対象」（お客さん扱い？）	利用者が主役：自分の状況・子育てについて自ら語る力をつけていく（保健師は伴走者）
守秘義務の課題（児童保護などでの障壁）	個人情報と児童虐待・DV：個人情報保護法に安全確保を優先する規定：「生命が脅かされる状況では同法の限りではない」
「10代の妊娠」「望まない妊娠」問題！	「10代の妊娠」-世界的に最も少ない（学校での保健・性教育の定着，学校保健師の配置）

り、事前に親たちには振り返りのためのチェックシートも配布されます。けれども、この質問紙は総合健診の場での話のきっかけ作りが目的であって、アンケート調査の量的研究のためではありません。ネウボラでの家族セッション（総合健診）の目的は、調査研究ではなく、利用者家族が「ネウボラおばさん」の前で自分たちの子育てについて自らの言葉で語れるようになることです。刻一刻と移り変わっていく家族関係、乳幼児の成長・発達の段階や急カーブは多くの親を翻弄しますが、ネウボラでの時間は子育ての状況や家族関係を振り返る機会であり、親自身の成長を支えるという点で非常に重要です。

　最後に、文化的コンテクストの違いについて触れておきたいと思います。日本でオープンダイアローグを実践するには、医師とコメディカルとの上下関係、専門職とクライエントとのヒエラルキーが障害になるのではないか、などとさまざまなことが懸念されています。文化の壁があるからオー

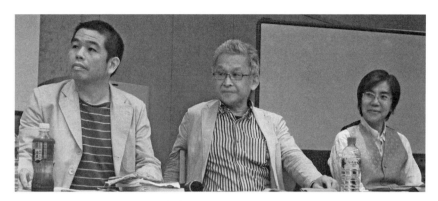

プンダイアローグを日本で行うのは難しい、と言ってそこで立ち止まっていては何も変わらないのではないでしょうか。日本での現状について強い問題意識があるからこそ、今日の集会が開催されたはずです。

　オープンダイアローグやネウボラの話を聞いて興味は湧いたけれども、異文化の隔たり・カルチャーショックが大き過ぎるという場合、たまにライ麦パンをかじるのもいいけれど、やはり日本人にはお米が一番だという理屈とどこか似ているのではないでしょうか。現地視察には行ってみたが海外旅行をして日本食が恋しくなったというだけで、実際に日本の制度や実践のどこがどう変わったかはよくわからないという残念なことも少なくないようです。文化的コンテクストや国民性に言及しつつ「導入は困難・無理」だと断定したい場合、本音は内在している課題を棚上げにしておきたいということかもしれません。

　では、私たちは何を避けようとしているのでしょうか。目線が交わることもない表面的で形式的な語りや傾聴の真似事で終わってしまうのか、技法・技術だけでなく人間観そのものも内省しながら本質的な対話や傾聴へと進もうとするのでしょうか。支援の制度に合わせて市民が動くことを自明視し続けるのか、一人ひとりの市民に合った支援を行えるように制度を変革する可能性を探求するのかが、今問われているのではないでしょうか。発言力の小さな人たちを軽んじない、人を人として尊重する関係を築ける

のか、これがオープンダイアローグやネウボラから示唆される日本の課題です。

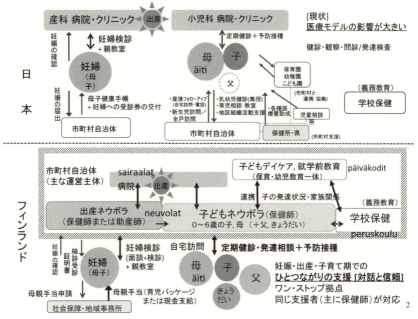

図3 日本とフィンランドの対比（2016©Takahashi）

「傾聴する」とはどういうことか

　高木　私たちが人の話を聞くとき、耳で聞きますね。ところが、耳はとても不自由な感覚器官なのです。傾聴するということは簡単なことだと思われがちですが、声というのは大きくしたり、小さくしたり、柔らかくしたり、荒げたり自在に変えることができるのに対して、聞くほうの耳はそ

ういう調節ができないように出来上がっているのです。耳は人の身体にはりついて、制度とか文化とも一体となっている。

　この限界を打ち破るのはとても難しいことなのです。傾聴するといっても、表面的で建前的なものに終わってしまう恐れがあるのです。

　支援制度に市民がはまることを求められかねないという髙橋さんの懸念は、私たちがしばしばやっていることなので、ずしりと響きました。これは、クライエントに対して、「あなたにぴったりな制度はこれですから」と押しつけ的な提案をしているにすぎないのです。利用者中心という言葉だけが独り歩きしているのが、日本の現状なのではないでしょうか。

　トム　医師やソーシャルワーカーがある種の決まりきったゴールを想定しつつ、クライエントや家族の話を聴くのならば、それがいくら傾聴という体裁を整えていたとしても、彼らは先回りしてしまっているのです。

　先回りしながら聴く態度は、傾聴とは呼べません。傾聴するには、あなた方は常に今——現時点にいなければならないのです。では、どうすれば現時点にいることができるのでしょうか。

　私たちが用いているひとつの方法は、繰り返し（リピート）という方法です。つまりクライエントが話したことを、私たち自身が繰り返して言葉にすることです。「あなたの言っていることはこういうことなのですか？」「あなたの感じていることはこういうことなのですか？」と反復して尋ねてみるのです。

　その際、"Did you" という過去形の尋ね方をしてはいけません。「それはこういう意味だったの？」と過去を軸として尋ねるとタイムラグが生じ、「解釈」が入ってしまいます。ダイアローグを行うときには、現在形で話すことにつとめ、そしてクライエントの話したことを専門職の側が繰り返して確認するということを行っています。そうすることで、先回りを防ぐことができます。聞いていても聞いていない、聞いているつもりで違うことを考えてしまう、ということを防ぐ手段として「繰り返し」は有効です。

ブームへの危惧

高木 私は京都市でＡＣＴ（Assertive Community Treatment）という活動を行っています。ＡＣＴは、重症の精神障害者に対して多職種の専門家がチームを組んで地域で支援を行う組織です。10年の実践を通じて、重い精神障害者たちを地域で支えるということはなんとかできるようになりました。

しかし、それよりも先に進もうとすると壁があることに気づきました。地域の中で暮らすことはできるようになったけれど、地域の外へとその人の生活を広げることができないのです。そのひとつの大きな原因は、さまざまな地域にさまざまな支援組織があるのですが、その組織どうしをつなげることができないことにありました。

そういう苦しみを抱える中で、私たちはオープンダイアローグに出会ったのです。ヤーコさんとトムさんのこの本の内容に感銘し、日本語への翻訳を始めたわけです。何がとても興味深かったというと、専門家が関わるしょっぱなからソーシャル・ネットワークとして関わっている点でした。そして、その内容は良質な精神療法であると同時に、それを社会に開かれたかたちで提供している点がとても素晴らしいと思ったのです。

私たちの翻訳作業がもたもたしている間に、日本ではオープンダイアローグのブームが起こりました。しかしそのブームは、私たちにある種の危惧を感じさせるものでした。というのも、オープンダイアローグは薬を使わない治療である、またオープンダイアローグは専門家を必要としない、皆が平等に参加して行う治療であるとして、広まっていったからです。

それは、私たちが翻訳を続けていたオープンダイアローグの内容とはずいぶんと異なるものでした。ひょっとすると、私たち日本人はオープンダ

イアローグに対して聞く耳をもっていないのではないかと思ってしまうほどの奇妙なものでした。

　では、なぜ私たちは聞く耳をもたないのだろうか、私は考えました。聞く耳をもたない社会体制のなかに、私たちが埋め込まれているからではないか。そのひとつが精神病院システム、つまり精神障害者は精神病院の中に入院すべき存在であるというシステムです。そして、このシステムのなかではさまざまな職種の間のヒエラルキーが絶対です。そのなかで、患者（クライエント）は管理されて当然の存在として置かれているのです。

　さきほどトムさんは、「生徒」と呼ぶのを止めたという話をされていました。とても素晴らしいことだと思います。それに倣っていうならば、私は医師を「先生」と呼ぶことをやめなければいけないと思っています。これが日本ではなかなか難しいことなんです。私はＡＣＴのなかで、私を先生と呼ばないでくれと言ってきましたが、10年経っても一向にあらたまりません。私たちがオープンダイアローグをやったとして、専門職が医師と心理士だったとしましょう。セッションのなかで、心理士が医師のことを常に先生、先生と呼ぶ様を想像してみてください。これで、いったいオープンダイアローグは成り立つでしょうか。常にひとりが他に追随するシステムが日本では出来上がっているのです。こういう状況のなかで、オープンダイアローグが普及することはありうるのだろうか。普及したとしても、ずいぶん歪んだかたちになるのではないでしょうか。保護室に納得して入ってもらうためのオープンダイアローグとか。

　一方、精神障害者を含めた障害者を扶養する体制はどうなっているかというと、日本では家族が支えるということが前提となっています。ソーシャル・ネットワークが作られたとしても、家族を支えることを期待するためのネットワークとなりはしないか？　家族にはこうしたらいい、ああしたらいいとアドバイスを与え、それで精神障害者を家族が支えることで、地域で暮らしていく。でも、「家族が支えられないのであれば、精神病院

に入ってください」ということになります。これが精神障害者を取り巻く日本のシステムなのです。

こうした精神病院システムと家族扶養システムが根付いている日本の中で、オープンダイアローグを広めていくにはどうしたらよいか、私はいま悩むばかりです。変なかたちで広まってしまったら、『オープンダイアローグ』を翻訳した私の責任が問われかねません。

今日、ヤーコとトムは私たちに対して非常にやさしく語りかけてくださいました。まるで「小さなことから始めればいいんだよ」と言っているかのように聞こえました。しかし、私たちは今日ここにそういうやさしい言葉を聞きにくるために集まったのではありません。もし今日のヤーコとトムの話を聞いてほっとした人は、現場に帰っても何も変えることができないと思います。

そこで私は、お二人が長い経験の中で、何に対して闘ってオープンダイアローグを育ててきたのかを聞いてみたいのです。

実践を阻むもの　「さあ、恐れずに進もう」

ヤーコ　高木先生のおっしゃっていることは……。

高木　（逐次通訳者に向かって）だから、先生という表現はまずいんじゃ……（笑い）。

通訳　すみません。Doctorはなんて訳したらよいか……（笑い）。（トムとヤーコに向かって）I said Dr. Takagi, I called him Dr.……, but Mr.Takagi said, "Don't call me Dr.……. So I must say "Mr. Takagi." よろしいでしょうか、高木先生……じゃなくて（爆笑）。Mr.は「先生」ではなく「さん」と訳すことにします。

ヤーコ　まず高木さんのコメントには、これ以上にない賛同を申し上げます。ありがとうございました。ご質問については、3つのポイントにしぼって話そうと思います。

第1に、オープンダイアローグの中心——つまり決定的なファクターとして、ソーシャル・ネットワークの形成があるということ。先ほどの高木さんのご指摘に全面的に同意しますが、このソーシャル・ネットワークに家族をどう関わらせていくかが重要であることも、論を待たないところであります。世界にはオープンダイアローグのほかにも素晴らしい精神療法が存在することも私たちは知っています。しかし、その多くは大切なひとつの要素が欠けていると思います。それが、家族の存在を重視する点と、家族をソーシャル・ネットワークの重要な一員として共に絡ませていくという点です。

そのために、クライシス状態にある人のためだけの精神療法になってしまうということが起こっています。家族が関わることやその他のソーシャル・ネットワークを利用することをおろそかにするとこういう問題が生じます。つまりは、治療に広がりがなくなるということです。治療が患者だけに向けた狭いものになってしまうのです。

家族を含めたソーシャル・ネットワークの成員たちを交えて患者と接していくことは、治療上、最も大切なことですし、この実践はやろうと思えば、難しいことではありません。

第2は、オープンダイアローグを実践することはそれほど困難なことではないということです。したがって、時間をかけずにすぐに始めるとよいでしょう。

精神病院の人たちに対して家族を交えた治療の必要性を説くと、その必要性については理解を示しつつも、「今はまだ準備ができていない、もう少し待ってくれ」と言われることがよくあります。これは悲しむべきことです。なぜなら、そうやって時間を費やすことによって、ソーシャル・ネットワークがもつエネルギーがどんどん失われてしまうからです。

しかし実は、精神的に混乱し、苦しいときにこそ、ソーシャル・ネットワークを通じて人と接することが効果的なのです。そして、患者がソーシャル・ネットワークを通じて人と接することはそれほど大変なことではありません。時間もそんなにかかりません。1日ですみます。

　最初のコンタクトは、家族はソーシャル・ネットワークの一員として患者から現状を聴くことから始められます。クライエントは、このような幻聴がある、あのような妄想が浮かぶ、もしくは家族の誰かに対して怒りを感じる、といった話をします。ここでオープンに話が為されることで——そう最初のコンタクトからわずかな時間で、クライエントの世界の窓が開きます。1日でそうなります。大事なことは、私たち専門家が恐れないということです。恐れずに患者の話をオープンに傾聴する、そうすれば患者は、もちろん日本においても、これまで話さなかったような大切なエピソードを語りだすでしょう。幻聴、妄想の内容も傾聴することで、その内容は意味を持ち、参加者全員が共有することができます。

　第3に、薬物療法との関係についてお話したいと思います。オープンダイアローグは薬物療法と対立関係にあるものではありません。ただひとつ言えることは、早い段階からクライシスを抱えた患者と家族、ソーシャル・ネットワークが接し、しっかりサポートしていくことで、薬の量は顕著に減らすことができます。薬を使わないということに主眼があるわけではなく、患者と早いうちからオープンな関係を築くことの結果として、薬の量を減らすことができるのだ、とお考えいただければと思います。

クライシスの時だからこそ
可能性が広がる

竹端　ヤーコさんは先ほど、「クライシスにある患者の話を聴くことで

窓が開かれる」といったお話をされました。それに関連してこのシンポジウム開催にあたって配布した質問紙に、当事者の方が次のようなことを書かれています。「クライエントが危機にあるとき、つまり幻聴や幻覚にさいなまれている大変なときには、本人も、家族も、支援者も希望を持ちにくい状態にある。そのときに、どのようにすれば希望を抱くことができるのだろうか」と。窓が開いているときというのは、一方でクライシス状態のときでもあるわけです。こうした状態のときになぜ可能性を信ずることができるのでしょうか。

ヤーコ　クライシスにあるときのミーティングでは、かえって自由にトピックを選ぶことができるのだと私は思います。たとえば家族の誰かが亡くなったことがクライシスの原因となっているかもしれませんし、家族のあるメンバーが病気であることが原因であるかもしれません。あるいは精神疾患の既往歴が家族内に見つかるのかもしれません。私たちはそうしたトピックを選ぶ可能性をもつことができるのです。それは治療の可能性も広がるということです。

　クライシス状態に接するときに一番大切なことは、クライエントが今どういう状態にあるのかをつぶさに聴くことです。ですからクライシス＝扱いにくい状態と考えるのではなく、クライシスをクライエントが置かれた状態を聴き出すチャンスと考えることが大事ではないかと思います。

　「窓が開いている状態」と先ほど申しましたが、それは幻聴、幻覚、妄想が起きているという状態とも関連しています。ミーティングの最初5分間で患者がそんなふうに話し出すことだってあります。私たちは眠っていないかぎり、その窓がどこにあるのか、クライエントと一緒に探すことができます。「こうしなくては」と、自分たちの考えや予定にかかりきりになってしまえば、そうした物事への固執が対話の可能性を閉ざしてしまうことになりかねません。

　関わってきた多くの事例から例を挙げます。

母親に対して暴力をふるう若い男性患者がいました。オープンダイアローグのなかで患者の症状を聴きながら、これと限定するのでなく、いろいろなトピックをチームメンバーが探っていきました。患者はこれまでの2年間、自分のことを話すことはなかったのですが、最初の5分のうちにチームメンバーに心を開いていきました。もちろん母親に暴力をふるうのは良くない行為ですが、そのことについて我々とオープンに対話してくれるようになったのです。これは良い兆候です。

　残念なことですが、多くの国では精神医療を行う際に、リスクアセスメントをまず行ってしまうことがあります。クライエントの治療開始前にリスクアセスメントを行うのは危険ではないでしょうか。オープンに可能性を模索するのとは逆の働きを持つリスクアセスメントは、クライエントの治療にとって有害に作用すると思います。

　ですから専門家である私たちは、治療に関するミーティングは、常に患者のストーリーを聴くことから始めるべきなのです。何をするべきかを考えるのはミーティングが終わるときでよいのです。先ほどお話した「開いた窓」には、このような心構えが大切だと考えます。

■**質疑応答①**

　フロア　専門職たるものは、第1に自分と自分の自己内部で行うダイアローグ、第2に言葉に依らないノンバーバルな表現によるダイアローグ、そして第3に「言葉を聴くために耳があり、ものを見るために目があり、時間を感じるために心がある」とミヒャエル・エンデも言っているように、時間つまりコスモロジカルなものとのダイアローグを豊かにしていく必要があると思いますが、どうお考えになりますか。

　ヤーコ　エンデのいうことはもっともだと思います。ノンバーバルを含め、総合的な意味でのダイアローグに関していえば、私は人間が自らの身体でどのように会話しているのかを分析したことがあります。自律神経を介して言葉が発せられる前に、クライエントと専門家間で何が起きるのか

という研究でした。その結果、非常に魅力的な結論が得られたのです。

　私自身が行ったセラピーの事例を紹介します。アメリカ人のカップルに対してセッションを約2年間行いました。このカップルは夫婦間に問題を抱えていました。

　私は自分の治療が役に立つだろうか、大丈夫かなと思っていたのですが、彼らは2年間通い続けてくれました。長い期間に渡って訪ねてきそうな気配だったので、これでは私のほうが先に現役引退してしまうのではないかと思ったんですよ、もちろん冗談ですが。さて奥様はオープンに、夫に対して親密さを感じないと正直に話してくれました。夫のほうはアメリカの士官で、職業柄なのか自分の感情というものをほとんど表に出さない人でした。

　さて1カ月前のことですが、印象深いセッションがあったのです。奥様が夫に面と向ってこのように非難したのです。「あなた、私に対してなんの愛情や思いやりの感情も抱いてないでしょ」。

　そこで、私は夫に尋ねたのです。「このようなやり取りは、あなたの過去の人間関係でありましたか」と。すると、夫はこう答えました。「いや、こういった近しい間柄のやりとりを交わしたことはありません。このような人間関係は初めてです」。

　しかし彼は訂正しました。「いやそういえば私は、ママとパパに対しては親密な気持ちを抱いていた」。そして彼は、「父と心から話しあったことがない」と言葉を続け、「そういえば母は、私が8歳の頃、私にこう話したんだ――ママにはね、別の場所に、パパ以外の愛している人がいるのよ」。

　そのとき私は、心にずしんと痛みを感じました。非常に悲しかった。8歳の男の子がそのような話を母親から聞かされるなんて、なんと辛いことだったでしょう。そこで私は、夫に対して「今のあなたの話を聞いて、とてもかわいそうにと思いました。本当に私は心が痛みます」と自分の気持

ちを伝えました。そしてやり取りを続けていると、話をする夫の声が震え出しました。涙が目に浮かび、ついには泣き出したのです。奥様は「あなた、どうしたの？　私はどうすればよいの？」と、これまでになかった状況に呆然となったのです。

　これは思いもよらない展開でした。この男性の中にこんなに強い感情があったとは想像していませんでした。私は、彼の悲しみを私の悲しみとして、身体で受け取ったのです。私は夫に対して「あなたはとても悲しそうに見えますね」とは言いませんでした。私が言ったのは「あなたの話を聞いて、私はとても悲しい気持ちになりました」と自分の感情を伝えたのです。話が長くなって申し訳なかったですが、このエピソードからノンバーバルな形で感情が伝わって変化を起こしていくことがわかるのではないかと思います。

■質疑応答②

　フロア　高木さんはヤーコさんたちに病院システムに対してどう闘ってきたのかを質問したと思うのですが、それに対する明確なお答えをいただいておりません。この点についてあらためてお答えください。それから当事者の方からのクライシスに陥ったときにどうしたらよいかという質問に対してももう少し詳しくお答えいただけないでしょうか。おそらく当事者の方は、オープンダイアローグを始める前に、この治療にどういう期待や希望を持つことができるのかを聞きたかったのだと思います。その点はいかがでしょうか。

　ヤーコ　最初の質問ですが、オープンダイアローグに関心を持つ人々は国を越えてさまざまところで増えてきています。そのなかで、その国の精神医療システムの変革をしなければいけないという機運も高まっています。とりわけこの3年くらいの間でしょうか、精神医療システムにそのような変化が見られるようになってきました。

　そういった現象について、実は私たち自身もよく分からないところがあ

ります——なぜなら、このオープンダイアローグは、システムとしては難しい側面をもっているからです。もっとシンプルなガイドラインが臨床の現場には必要なのかもしれません。なんであれ、オープンダイアローグを導入するには、加えて次の2つの大切なポイントがあると思います。

　第1に、システムのどこが機能していて、どこが機能していないかを自ら評価する姿勢を学ばなくてはなりません。

　第2に、このシステムをスタートさせるには、やはり教育・研修プログラムを必要とします。現在ではピアスタッフも含めたものになっていますけれど。

　このような点を押さえたうえで、なおかつ行政的なサポートや教育が行われている国では、とてもよい状況が生まれています。

　けれども、小さな規模であってもオープンダイアローグの実践が行われることが普及に向けた第一歩となることはいうまでもありません。ACTはその一例です。まずオープンダイアローグを行うチームをつくり、個々の専門家が可能な限りそのチームに関わり、家族を絡めて活動に参加していくことが大切です。

　（2つ目のご質問の）私たちが直面した困難に関してですが、30年前のフィンランドの精神医療は今の日本と変わらないような病院中心のシステムでした。私たちはまず病院の内部でオープンダイアローグの原型となるようなアプローチを始めました。その後、病院を出て、患者が暮らす地域でオープンダイアローグを始めたのです。始めた当初は、当然のことですが、「そんなことはできるわけがない」と言われたものです。しかし、誰も私たちのやることを否定まではしませんでした。目新しい治療法に対してはデリケートになりがちなのが人間の性だと思いますが、幸いにして、行政は私たちの試みにストップをかけるのではなくて、やってみればいいではないかと背中を押してくれたわけです。地元の政治家たちも同様に私たちが実践することを認めてくれたのです。

おわりに
まずは実験精神で、そして希望へのきっかけに

トム 今日のこの集会に参加し皆さんの意見を聴いて、今後日本でオープンダイアローグがどのように展開していくのか、興味深いものがあると感じました。精神科医療界にヒエラルキーが存在するのは事実ですし、日本の文化的背景を鑑みればフィンランドよりももっと大きな困難が待ち構えているかもしれません。

私たちも実際に大きな困難に直面したことがあります。しかし、そうした困難に遭遇したときにがいちばん大切なことは、皆が集まってともに前進すること、一緒に実験するといった気持ちで、まずやってみることではないでしょうか。そうすれば、必ず光は見えてくるはずです。

そう、つまりは実験なのだ、と考えましょう。皆さん以上に良い形で、日本でオープンダイアローグの実験をする人はいないはずです。まだ始まったばかりでモデルもない状況―つまり誰もやったことがないわけです。だから何をやってもそれがベストな実験になるわけです。

皆さんがお持ちのソーシャル・ネットワークを駆使してやりはじめましょう。皆さんが所属するネットワークで声をあげて、オープンダイアローグに関わる人たちを増やしていくことです。親しい友人に声をかけて、クライエントにせよ、専門家にせよ、友人たちに参加してもらうのです。ピラミッド型の組織内ではなく、より自由な広がりを持っているあろう横のつながりで友人を募るのです。クライエント・家族を問わず、孤立しないで多くの声を集めて、そして共に考え、検証を行っていくとよいと思います。

ヤーコはノルウェーでもオープンダイアローグを行い、大きな成果をあげていますが、同時に多くの反対勢力から批判を受けています。ある種の精神科医たちからは猛反発を受けました。しかしヤーコを支えた最大の勢

力はクライエントのネットワークでした。彼らがオープンダイアローグに共鳴し、やり続けようと言ってくれたのです。

　話や意見を聞いてもらえるという経験をすると、もう話や意見を聞いてもらえない以前の状態には戻れないのです。クライエントの支持こそがオープンダイアローグを推し進めるうえで最大の力なのです。

ヤーコ　最後に、オープンダイアローグに入る前に、クライエントにどのような希望を与えることができるかという質問に答えたいと思います。

　この答えも、オープンダイアローグをどのように普及させるかという問いと同じことになります。すなわち、まずネットワークの人々みんなが集まること、チームを結成することが、クライエントに従来の治療とは異なる希望と期待を与えるきっかけになるでしょう。

　フィンランドのオープンダイアローグは、さまざまな研究が寄り集まってスタートしました。代表的なものをあげれば、精神科領域ではアラネン（Alanen）の研究があります。それは医師が単独で面接する場合とチームで面接する場合の違いに関する研究でした。医師一人で行う診察は病状診断とその解決ばかりに注目するものになりがちでした。

　一方、チームで行う診察は、クライエントの症状だけではなく、クライエントを取り巻くソーシャル・ネットワークにも注目するものであり、社会生活そのものを捉えた幅広いものとなることがわかったのです。このように、オープンダイアローグは従来の医師単独の診察にくらべ、クライエントを支える層が格段に広く、深いのです。

竹端　ありがとうございました。最後に、ヤーコさん、トムさん、そして逐次通訳という大変な仕事をしてくださった花野真栄さん、コメントをしてくださった髙橋睦子さん、高木俊介さんに拍手をもって応えたいと思います。

（盛大な拍手）

Part.II
シンポジウムを終えて

私たちは「沈黙を破る」のだろうか（髙橋睦子）

　自身のオープンダイアローグとの出会いは、カリ・バルタネン（Kari Valtanen）というフィンランドの精神科医の来日時（2015年3月）に勉強会でフィンランド語の通訳をつとめたことがきっかけである。日本の地域精神医療の集いへの参加すら稀だった。子育て支援や母子保健・保育の領域には目を向けていた反面、すぐそばの地域精神医療とは疎遠になっていたとは実に迂闊だったと認めざるをえない。畑ちがいとは、ほぼ無意識のうちに自分で勝手な思い込みから境界線を引き、境界線の外に広がっている世界には背を向けることなのかもしれない。保健・医療・福祉の「連携」を教え研究する立場でありながら、自分は一体何をしてきたのかという思いも頭をよぎる。

どうありたいか――「未来語り」の扉をダイアローグで開く

　今回のシンポジウムの参加者たちはオープンダイアローグに関心を寄せて来場したはずだが、ネウボラはどのように受け止められたのだろうか。フィンランドつながりとして登壇したのか、オープンダイアローグとネウボラがどこかで交差していることを伝えにきたのか。目的は主に後者であったはずだ。オープンダイアローグとネウボラとでは、臨床現場での専門職の構成や制度上の位置付けなどは異なる。それでも、同一の専門職が担当として継続的に一貫して関わり、本人や関係者（ネウボラでは家族構成員）全員とも直接に対面し語らい、専門職による治療や指導・支援が中心ではなく、本人の「未来語り」の扉をダイアローグの力学で開いていく点

に類似性がある。どうあるべきかではなく、どうありたいか、という主体を確認する作業の主役は本人であって、専門職ではない。また、同一の担当者は、利用者本人（および近親者）にとって、顔の見える一貫した支援の基本として重要なことだが、支援する側は支援の継続という供給サイドの視点を中心にしがちである。

　日本の（母）親たちのなかには、出産・子育てに関して産婦人科医や小児科医のような専門職といった支援者が主役で、自分は支援の「対象」か「客体・客人」で主役ではないようだと感じている人もいる。ネウボラの場合は、（母）親自身がもっている力、最近では家族がもっている力も含め、言語化によって引き出すことに焦点が置かれている。ネウボラの文脈では、親やその家族こそが出産・子育ての主人公（主役、当事者）であって、支援の「対象」という受け身の立場ではない。

　担当者が頻繁に変わる、あるいは専門職サイドが専門家としての立場や客観性に固執し、本人（利用者や患者）の目線に近づこうともしないのであれば、専門職、本人・関係者ら各自がお仕着せの作法に従うだけで、堂々巡りの閉鎖系に陥りがちである。役割の殻、客観性が要請する遠すぎる距離のもとでは、互いに傾聴し合ったり、言葉そのものや言外に込められた思いを受け止めることはできず、ダイアローグもソーシャル・ネットワーキングも出る幕はない。相互作用を期待せず、むしろ回避することが暗黙のルールとして専門職と利用者・当事者との関係の出発点であるなら、想定外の発言のスペースや不確実性はほぼ確実に排除され、誰の本音もその場では語られない。一室に居合わせていながら視線も交わさずに所与の脚本を棒読みしているのなら、実質的には背中合わせで——実は皆ばらばらの異空間にいるのかもしれないまま、壁に向かって孤独な発声練習をすることと大差ない。オープンダイアローグが知られるようになり、その意義が理解されても、では具体的にはどうすれば「できるようになるのか」という問いを立ててしまうと、踏み出そうとする前に自らに足枷をはめ動

きがとれなくなる。手間がかかりすぎる、現在の人員配置や財源では無理、そもそも国民性や文化も違いすぎる、といった「変えない」理由付けはいくらでもみつかり、その結果、「変わらない」のである。今回のシンポジウムでセイックラとアーンキルは、オーストラリアの例から、発想と見方を換えてみることを提案している。「よりよいものが必ずあとからやってくる」というスタンスであれば、オープンダイアローグの原則や作法をすべて持ち込まなければならないという強迫観念に囚われないですむ。エッセンスを見極め、それを取り込む可能性をあきらめなければ、日本でも「よりよいもの」ができるかもしれない。

フィンランドにおける専門性

　フィンランドのネウボラについて問い合わせを受けるようになったのは、ここ数年の日本国内での少子化危機への関心の高まりのためである。偶然フィンランドで学び直しの機会を得て今では研究者の末席にいる身として、ネウボラのエッセンスを紹介する小著を書き、講演の依頼はそれほど多くはないので都合がつく限り引き受けている。ネウボラ、ひいてはフィンランドの社会や文化、すべてを知り尽くすことなどできない。ネウボラも完成形でなく、改革が続いている。自身ができることは、変化の速いフィンランドでの最新の情報とともにネウボラの特徴を日本の各方面の関係者にできるだけ正確に伝えることである。
　ネウボラを紹介していると、日本では「個別の支援での利用者と専門職との『相性』の問題はないのか」という質問にしばしば遭遇する。この問いに対して、フィンランドのネウボラの専門職たちは「相性——それはどういうことか？」と首をかしげ、怪訝な様子である。この問いは響かないようだ。利用者と良好な信頼関係が築けない、意思疎通がうまくいかないことを、相性の良し悪しとして捉えないのだろう。利用者側から「（担当

との）相性が悪いから交替してもらいたい」ということもほとんどない。いくつか理由が考えられる。ネウボラの専門職たちは、利用者がみな異なっていて当然で一人ひとりを尊重することを基本に健診・相談支援に臨んでいる。さらに、ネウボラは、フィンランドでは「妊娠したら皆誰もが行くところ」として利用者側にもすでに何世代にもわたって定着・浸透している。日本の「ドクター・ショッピング」のような感覚で「相性」を疑問視するのは、日本の問題ではありえてもフィンランドに当てはまらない。

相性とヒエラルキー

　ネウボラでは専門職のことを「先生」とは呼ばない。「ネウボ（neuvo）」というアドバイスを指す言葉には、指導・教育・治療という意味は含まれていない。職業間のヒエラルキー・上下関係の感覚は現在のフィンランドではほとんど消失している。医師についても同様のことがあてはまる。ネウボラに来る利用者に対して、人としての敬意をもって丁寧に接し対話を紡いでいくこの専門職は、利用者たちから「ネウボラおばさん」とも呼ばれ、そう呼ばれることに誇りを感じているようだ。これは、利用者が親しみを感じ信頼して心を開いて語ってくれるようになることこそが、自分たちの専門性だと理解しているからである。十分な実習を組み込んだ保健師養成課程や現職研修などで研鑽を積んだ専門職であると同時に、利用者から「気さくに話せて正確な情報提供と的確なアドバイスをしてくれる人」として信頼されることは、親密な家族関係についての語らいの中に受け容れられるための基盤でもある。妊娠の初期からのさまざまな顛末・ストーリーを知っていて、子育て・家族関係の不安や困りごとについて相談に乗り、支えてくれる心強い存在だからこそ、「ネウボラおばさん」なのである。

自らの言葉で言語化することをサポートする
——ネウボラの「未来語り」の力

　日本の保健・医療・福祉などの専門職にとって、「ネウボラおばさん」という呼称はかなり衝撃的であるようだ。だがこれは、上述のように、ネウボラでの利用者と専門職との関係性を端的に象徴している。つまり、利用者との信頼関係を築ける「本物の専門性」を示している。「不確実な状況への耐性」が高い専門職だからこそ、形式的な専門性の鎧など必要としないのである。「ネウボラおばさん」の専門性は、サポートの質の保障、つまり、支援者としての引き出しを多く持っていて、どのような利用者が来室しても動じず、白黒決めつけることもせず傾聴し話し合いながら、その利用者に適したタイミングと方法で情報提供をしながら、次回のセッションへとつなげていく点にある。

　出産ネウボラでの健診・相談支援セッションは、親になることとはどういうことなのか、子育てとはどういうものなのかを本人（妊婦やパートナー）たちに少しずつイメージ形成を促す活動でもある。ひとが「親になっていく」プロセスにおいて、ネウボラの専門職は、上から目線で指導・監督・教育するのではなく、親自身が自分の言葉で言語化していくことをサポートする。問題、不安、困難に直面したときでも、ネウボラでのダイアローグによって、本人だけで抱え込んでしまわずに済む。子どもネウボラでも同様に、ダイアローグを通じて、自分が試行錯誤しながら子育てで取り組んでいることは間違っていない、こうやっていけばいいのだと親たちが体感し、これからどのようになっていきたいかを本人が語れるようにセッションを重ねる。ネウボラの「未来語り」の力ともいえる。

Part II　シンポジウムを終えて

隣りの芝生は青いのか

　ネウボラについて日本で話していると、「フィンランドは素晴らしい」という感想が返ってくることが少なくない。しかし、実際のところ、フィンランド礼賛などはしていない。フィンランドがさまざまな課題を抱えながら試行錯誤・改革を重ねて今の姿に至り、現在でも課題が多々あるなかで「よりよいもの」を探求し続けているということを、ネウボラの一例として提示しているだけである。隣の芝生は青く見えるのかもしれないが、多種多様な事業や「よりよいもの」を求めようとする動きはそこここにあり、日本について必要以上に卑下することはない。

　しかし、日本ではしばしば、妊娠期や子育て、メンタルヘルスなどに関する諸分野で、支援サイドは、「困ったら相談してください」、「困ったときにはどうぞ来てください」というスタンスを自明視している。これでは、実際には困り果ててからではないと動き出さないようになってしまっている。大火事になってからはじめて消防車を呼ぶ事態が後を絶たない日本の現状は、児童虐待やDV問題などの氷山の一角として見えている。困って行き詰まってしまう前に相談できる関係を作っておくために、ネウボラは、初回のセッションを重要な導入として、全員の妊婦に定期的に直接会って話す仕組みへと行き着いた。

継続的かつ一貫した「見守りダイアローグ」

　日本の政府やメディア関係者たちからは、「ネウボラのセッションは本当にわざわざそんなに何度も実施しているのか」とよく質問が出る。フィンランド国立保健福祉研究所のトゥオヴィ・ハクリネン（Tuovi Hakulinen）によると、妊娠期から就学前までの約7年弱という期間、どの家族も多かれ少なかれなんらかの試練や躓きに必ず直面するという想定

で、ネウボラはかかりつけ制で継続的に一貫して見守りダイアローグを積み重ねる。

それにしても、「わざわざ何度も」というこの問いの本当の意味は何だろうか。かかりつけ制を全国的に実現するための専門職人材すら不足していて、利用者自身も仕事などとの兼ね合いが難しく、フィンランドほどに頻繁な健診・相談支援セッションに時間は割けない。オープンダイアローグと同様、ネウボラが秀れたモデルであるとしても、他国に直輸入などできない。換言すれば、この「わざわざ？」という問いは、フィンランドのネウボラそのものではなく、日本の出産・子育ての問題群を逆照射している。コスト（手間・時間・費用）はできるだけかけたくないという、子育て支援以前の価値観の問題が根底にある。日本の今の経済社会のありかたが歪んだままであるのにそれを普通だと思い込み、歪んだ鏡に映している外国の制度がバランスを欠いているように錯覚する虞すらある。

「個別の」「直接の」、そして「わかりやすさ」

現在のフィンランドのネウボラは制度化からすでに半世紀以上経ち、市民生活に深く浸透しているが、出発点は民間の有志らのささやかな地域活動だった。萌芽期のネウボラの誕生はその活動の母体となる民間団体・マンネルヘイム児童保護連合の創設とも同時並行であった。設立には、アルヴォ・ユルッポ（Arvo Ylppö 1887-1992、小児科医）やソフィー・マンネルヘイム（Sophie Mannerheim 1863-1928、看護師）など、ネウボラ活動を実際に行っていた専門職のほかに政治家たちも協力した。ユルッポやマンネルヘイムはそれぞれ、フィンランドの小児医療や看護のパイオニアでもある。「すべての母親たちへの個別の直接のアドバイス」「一般市民にわかりやすい言葉・表現での助言」といったユルッポの基本的な考え方は、現在のネウボラにも受け継がれている。

しかし、カリスマ的な小児科医の鶴の一声だけで、優れた母子・子育て支援が天から届けられたわけではない。むしろ、「この指とまれ」といった、地に足のついた自発的な協力とつながりが原動力となり、志を共有する多くの人々が手を携えて、下から上という「うねり」をもたらしたようだ。人材育成や現場での創意工夫とともに、ネウボラ活動の効果についてのデータ収集をおこない、政府関係者や政治家たちへのはたらきかけが続けられた。こうして、ネウボラは民間組織の地域活動から全国的な制度へと展開しえたのであろうと考えられる。

　「よりよいものは後から」ということは、フィンランドでのネウボラのバージョンアップとしての総合健診にもあてはまる。規範ではなく現実の家族関係（親子間、カップル間の関係）の文脈において、出産・子育ての内実を捉える「関係性発達」のアプローチは、児童精神科医とネウボラ専門職（保健師）たちが工夫を重ねてきた。親と乳幼児との相互のコミュニケーションが順調であるかどうかを、ネウボラ保健師がよりよく確認・サポートできるように、児童精神科医らは現職研修を行い、臨床ガイドを作成している。21世紀に入り、母子保健の領域において家族関係への支援でのダイアローグの意義が確認されている。間主観性（intersubjectivity）は人と人との響き合い、阿吽の呼吸での相互の気持ち・意思のやりとりで、母子愛着との関連でもしばしば議論されてきた。母子関係だけに限定せず、ほかの家族たちとの関係にも目をむけるアプローチが、家族全体へのサポートとしての総合健診の基本である。

暮らしのなかの目線に寄り添う

　総括すれば、ネウボラの特徴は、地域の医療機関と連携しつつ、子育てに必要で実用的な情報を利用者に提供し、親としての自己像の形成を促すことにある。出産や子育て、日々の生活面で不安や困りごとを妊婦やパー

トナーがためらわずに語り、相談できるように、同じ専門職がかかりつけとして面談セッションを重ね、利用者と専門職との信頼関係を醸成していくことが、ネウボラの強みである。ネウボラの専門職は、利用者やその家族とのやりとりの軸足を、専門職の世界ではなく、利用者の普段の暮しの中に置き、利用者の目線に寄り添うことを基本にしている。

　既述のように、日本も妊娠期から乳幼児期にかけての支援メニューは多種多様である。しかし、多様な支援の提供の仕方が供給サイド中心になりがちで、この仕組みでは、（母）親たちはサポートを求めてあちこちかけずり回ることになる。個々のサポートがバラバラに提供され連携が不十分であることが多く、どのようなサポートがどこで得られるのか、誰に訊けばよいのかもよく分からず、孤立しがちな状況での子育ては日本では珍しくない。専門職たちも業務をこなすことに追われ、自身の価値観や規範を十分に内省したり、母親や家族の目線に丁寧に寄り添うための余裕を持つことは困難なようだ。こうした状況は、個別の家族や専門職一人ひとりというよりも、社会の制度設計の問題が提起されている。

　フィンランドと日本、近いか遠いか？　感じ方は人それぞれである。社会や文化が異なること自体、変化への障壁でも、変えない言い訳にもならない。異なるアプローチやモデルからのインスピレーションが、何かを「変えたい」人たちを新らたなつながりへと引き寄せることもある。今回のシンポジストたちからの提案に対して、私たちはどう応え「沈黙を破る」のだろうか。喉元過ぎれば熱さを忘れ、流行が過ぎれば忘れ去っていくだけなのだろうか。「誰のどの発言も無視されない」ことは、オープンダイアローグの原則のひとつだ。セイックラとアーンキルの発言も無視されないはずだと期待したい。

「いま・ここ」を外さない対話（竹端 寛）

　『オープンダイアローグ』の訳者で精神科医の高木俊介氏は、近頃このテーマに関する講演依頼が殺到しているが、原則的に断っているらしい。その理由を伺ってみると、「私は単なる訳者。日本では、輸入学者が訳知り顔で欧米の理論を知ったかぶりして吹聴してきたから、一過性のブームが起こっても、その理論は根付かない。私はそういう愚を繰り返したくない」と教えてくれた。

　研究者が、「フィンランドでは」「トリエステでは」など、海外の実践や理論を紹介しながら自らの権威に結びつけようとするのは、「出羽の守」として業界内でも批判する声がある。高木さんのそんな批判を聞いてしまった後で、本稿において研究者の僕はどのような貢献ができるだろう。そう考えあぐねた挙げ句、ヤーコやトムの話を京都と東京で4日間聴き続けたメモを頼りに、2人の語ったことや書いたことと僕自身が「いま・ここ」で感じたことを、紙面ダイアローグという形で率直に読者の皆様に差し出すしかない、と思い立った。

水平と垂直の対話

　ヤーコとトムの2人の話を聞き続けた上で、僕の中で一番残っているのが、「垂直の対話」と「水平の対話」という2つの対話である。この2つについて話そうと思えば、まず「集合的モノローグ」についても取り上げておく必要がある。

　「集合的モノローグ」とは、多くの人が集まっているのに、それぞれが

「独り言」の世界から出ず、対話になっていない、という事態。説明や報告、組織や部署の防衛、お互いの押し付けやなすり付けが多いのは、多職種連携のための会議だけでなく、行政の会議や教授会など、およそ会議と名前がつく場でしばしば起こり続けていることである。これは、フィンランドでも同じだ、という。トムは、学校現場での多職種連携会議における行き詰まりについて、『オープンダイアローグ』の第2章「ネットワーク・ミーティングを阻むもの」として論じているが、洋の東西を問わず、「集合的モノローグ」は頻発している。

　なぜ、このような「集合的モノローグ」が生じ続けているのか。それは、会議の場で、参加者達が自分（の組織）の話をすることのみを主眼に置き、相手の話は「聞いたフリ」「わかったフリ」をするだけで、ちゃんと相手の話を聴くことができていないからである。その壁を打ち破るためには、「水平の対話」と「垂直の対話」という2つの対話が必要である。

　「水平の対話」とは、会議の場に集まった人々の間での、対等な対話のことを指す。だが単に対等であればよい、という訳ではない。『オープンダイアローグ』の中でも、こんなふうに触れられている。

> 「〈対話〉は共に考える手段であり、そこでの理解は、ひとりの人間の可能性を超え出るものとして、参加者のあいだで形づくられる。こうしたことを達成するためには、参加者達が耳を傾け、相手に届くような応答をする必要がある。」（3ページ）

　会議やミーティングの場で、そもそも「共に考える」という行為が行われているだろうか。「共に考える」ためには、まずはじっくり相手の話を聴く必要がある。相手の言葉を受け止めた上で、「相手に届くような応答をする必要がある」。その際、相手も自分も、自らや自組織の「立場」を護る発言を繰り返しているならば、それは対話ではなく独白、モノローグ

に過ぎない。そういう集合的モノローグでは、「ひとりの人間の可能性を超え出るもの」が生まれる可能性はない。

そこで大切になるのが、「垂直の対話」である。同書の中では、次の様に整理されている。

> 「参加者各人の内的対話がポリフォニーとなっていくことである。自分の立場が誤解されていると感じた人がいたとしても、インタビューで自分の順番になった時に、それを訂正するチャンスはある。その時に、その人自身の観点から相手の発言を『回想する』ことができるのだ。」(87ページ)

「垂直の対話」とは、「各人の内的対話」のこと。その会議に参加している人々は、議論される主題に関して、様々な個人的見解や想いを持っている。中には、議論の方向性に不満を持つ人や、納得がいかない人もいるだろう。その時、批判や非難という形での「集合的モノローグ」にならないためには、まず「その人自身の観点から相手の発言を『回想する』こと」が大切である。「あの人はどうしてわかってくれないんだろう」「なぜ、こんなことを言い出すのだろう」という問いを元に、自分の中で「相手の発言を『回想』」しながら、自分自身はどう考えるかを深めていくことで、「参加者各人の内的対話がポリフォニーとなっていく」。その自分自身への「問い」を膨らませ、そこから感じ・考えたことを、会議の場に差し出す。それは、相手の意見や主張と自分の「内的対話」を果たしたプロセスや結果を開示することであるから、決して「モノローグ」ではない。その言葉が、場を揺り動かしていく。

なぜ、このようなことが大切なのか。そこに、「いま・ここ」が大きく関連していると感じる。

「いま・ここ」の可能性

今回のシンポジウムで、私がぶつけた問いがある。それは「専門職は患者と一緒に泣いてはいけない」という暗黙の前提についてである。トムは、大変印象的なことを語っていた。

> 「クライエントと感情を共有することに肯定的な姿勢を示すのは、感情が許容されることに、精神的安堵を見出すからではないでしょうか。さまざまなディスカッションを経て得た私の考えではありますが、人は誰もが自らの観点からあらゆる物事を見ているわけです。(略)つまり我々人間は誰もが主観的にならざるを得ない生き物なのです。客観的にはなれないのが人間というものなのです。」(本文19ページ)

「支援者は客観的でなければならない」「公平中立が原則だ」
　こういう「建前」にがんじがらめになっている支援者や行政関係者は、少なくないと思う。そういう人たちは、たとえ悲しい感情を持っても「対象者の前では泣いてはいけない」と頑張ってしまうし、泣いてしまう新人に、「修行が足りない」「巻き込まれているのではないか」「対象者と距離が近すぎる」と叱責したりする。そのうちに、素直な感情を抑圧して、しっかりしなければならないと力んで、「わかったフリ」をする「専門家」が出来上がる。だが、「いま・ここ」の素直な感情を封印するのだから、対象者との心理的距離はますます離れていく。
　一方、トムとヤーコの二人が強調しているのは、「いま・ここ」に生起する言葉だけでなく、その言葉に付随した感情的表現をも重要視する、ということであった。『オープンダイアローグ』の中では、こんなふうに整理している。

「人びとが言葉を発するときには、その内容と関連した強力な感情が表現される。患者が身近に結んでいる個人的関係からは豊かな意味のある社会的文脈が生まれる。その中で、互いの経験を新たに感情をこめて表現し、共有することによって、『新しい意味』が生まれるのである。（略）〈対話〉は経験である。対話の経験によって、それ以前には生き抜くことが不可能であった事態を生き抜くことができるようになる。経験とは、生きられる経験である。」(137ページ)

シンポジウムの中でも、ヤーコはセッションの中で自身の感情を伝えた事例を紹介している（43-44ページ）。この中で、彼は「今のあなたの話を聞いて、とてもかわいそうにと思いました。本当に私は心が痛みます」と、自らの中で沸いた感情を言葉にしてクライエントに伝えている。その中で、突然クライエントに強い感情が浮かんで泣き出し、本人も家族も、その感情を巡る「新しい意味」の模索が始まり、膠着状態だったセッションが大きく動き出した、という。

この際大切なのは、ヤーコは「客観的なセラピスト」という立ち位置を超えている、という点だ。クライエントが経験したショックな出来事を聞いて、実際にヤーコの胸はずしんと痛んだ。そのことを「垂直の対話」で受け止めたからこそ、ヤーコ「自身の観点から相手の発言を『回想』」し、「いま・ここ」の場面で追体験したからこそ、「あなたはとても悲しそうに見えますね」とは言わず、「私はとても悲しい気持ちになりました」と、自身の「強力な感情」を表現したのである。そして、そのようにヤーコがセッションという「いま・ここ」の場で一歩踏み出すからこそ、クライエントは抑圧していた強い悲しみの感情がわき出し、「生きられる経験」を体感する。そこから、場が動き出す。そのことによって、ヤーコとクライエント、そしてその家族が「互いの経験を新たに感情をこめて表現し、共有することによって、『新しい意味』」を共に生み出していくプロセスが形

成されていくのである。

「あなたはとても悲しそうにみえますね」というのは、外部者が客観的に観察して発言する内容であり、見た目を描写しているだけなので、相手の内面に踏み込むリスクを回避しやすい。だが、「本当に私は心が痛みます」という言明は、相手とコミットする私の感情の表現である。グッと距離は近くなり、巻き込まれるリスクも起こりやすい。しかし、「クライエントがふたたび自分の人生の主人公となることができるような理解を、皆が一緒にめざそうとするならば、問題となっていることやその原因についての理性的な説明をするだけは足りない」(『オープンダイアローグ』119ページ)のである。だからこそ、「新しい意味」を共有する「生きられる経験」を「いま・ここ」で経験する、という主観的体験が重要となってくる。

そして、それは支援者の側に取っても「精神的安堵を見出す」ということにつながってくるのだ。それは一体どういうことだろう。

「ために」から「ともに」

トムは『オープンダイアローグ』の中で、なぜこのようなダイアローグが必要なのか、を次のように整理している。

> 「援助者が、子どもや青年の状況があらゆることをしても改善しないと感じるとしたら、子どもや青年についての危惧は、援助者自身にも言えることなのだ。つまり、援助者は自身が果たして本当に援助できるのだろうかと不安になる状況に陥っており、そのような自分自身の状況を危惧しはじめているのである。」(72ページ)

これはある重要な「盲点」の指摘である。通常、客観的な専門家は、治

療や支援の効果があがりにくい対象者に対して「難治性」「困難事例」というラベルを張りたがる。そして、そのラベルは、対象者の症状や疾患、障害や「問題行動」が「治りにくい」「支援・改善しにくい」ので、解決が困難である、というラベルである。だが、そのような「困難事例」とは、「援助者は自身が果たして本当に援助できるのだろうかと不安になる状況」であり、実のところ本人ではなく支援者にとっての「困難事例」でもある。そういうケースの中には、本人自身がその状況に困難を感じていない場合でさえ、見受けられる。つまり、対象者にとって、というより、援助者は「自分自身の状況を危惧しはじめているのである」。

　つまり、困っているのは援助者であり、対象者ではないかもしれないのに、「あなたのために」と対象者に介入しても、ご本人はその必然性を感じなければ、問題は動かない。余計なお節介で終わってしまう。だからこそ、視点を転換して、援助者の「不安」に着目して、「自分自身のために援助を求める」(『オープンダイアローグ』73ページ)姿勢でミーティングに関わると、援助者にとってもずいぶん「精神的安堵を見出す」ことができやすくなる。

　そして、本当に支援者が「精神的安堵を見出す」ためには、実は支援者の立ち位置こそ問い直さなければならない。そのことを、トムはシンポジウムの冒頭で、ご自身の教師体験に絡めて、こう語っていた。

> 「私は、『生徒』という言葉を廃止しなくてはならない、と考えました。『生徒』は、制度の中に存在する言葉なのです。子どもたちは生徒ではなく、人格をもったひとりの『人間』そのものなのです。つまり、私が教師の立場から『生徒』として見ていたときには理解できなかったことが、子どもという『人格をもった人間』として見ることで新たな視点を得ることができたのです。」(12ページ)

生徒と教師、患者と支援者、コメディカルと医師、などという形で切り分けると、権力関係や上下関係は簡単に生じやすい。「教師の立場」という立場のメガネで眺めると、その子どもの人間としての全体像を捉えることができず、「制度の中に存在する」「生徒」の一人としてしか、見えなくなる。同じように、「支援者の立場」という立場のメガネで眺めたら、目の前の人の中の「患者」役割のみが前景化する。症状や障害など、ネガティブな、逸脱した部分のみに注目しやすい。そして、その立場のメガネを脱いで、支援者が一人の「人格を持った人間」として対象者の前に立つことは、公平中立や客観性の原則を踏み外すことになる。だから、「専門職は患者と一緒に泣いてはいけない」というのは、不可侵な前提として専門職の中で信奉されがちであった。

　だが、それはあくまでも生徒と教師、患者と支援者、観察するもの・されるもの、を切り分けた二項対立的な客観性に基づく。それは、専門職が患者の「ために」○○してあげる、という一方通行的な専門性の押し付けにもつながりやすい。しかし、そのような一方的な処方箋で「あらゆることをしても改善しない」時こそ、まさしく「援助者は自身が果たして本当に援助できるのだろうかと不安になる状況」なのである。その時、支援する人・される人という二項対立の構造そのものが、実は限界状況に陥っている、ということもできる。だからこそ、「客観性」という立場のメガネを横に置き、一人の「人格を持った人間」として主観的に、「互いの経験を新たに感情をこめて表現し、共有すること」を始める。

　このダイアローグは、専門家が対象者を一方的に評価・判断する、という意味での「あなたのために」というモードから、「いま・ここ」での「新しい意味」や「生きられる経験」を共有する「あなたとともに」というモードへの転換である。専門家の教科書的知識を脇に置き、「あなたとともに」不確実な世界に飛び込むことができるか、が問われている。

　しかも大切なのは、支援者が対象者と「ともに」歩むからこそ、「本当

に援助できるのだろうかと不安」になることから自由になりやすいという点である。対象者との距離を近づけ、「新しい意味」に巻き込まれる・共有するからこそ、距離をとっていた時には理解も経験もできなかった対象者の内在的論理に触れることができるのだ。これが、専門職の「盲点」を乗り越える、大きな切り札になっているのである。

診断名をカッコに括る

この点に関して、ヤーコはシンポジウムの後半で、こう語っていた。

> 「大事なことは、私たち専門家が恐れないということです。恐れずに患者の話をオープンに傾聴する、そうすれば患者は、もちろん日本においても、これまで話さなかったような大切なエピソードを語りだすでしょう。幻聴、妄想の内容も傾聴することで、その内容は意味を持ち、参加者全員が共有することができます。」(40ページ)

専門職自身が「精神的安堵を見出す」ために必要な前提とは、「私たち専門家が恐れないということ」である。では、専門家は何を恐れているのだろうか。それは、「患者の話をオープンに傾聴する」ということである。なぜ「オープンに傾聴する」という、一見すると良さそうなことに「恐れ」を抱くのか。それは、「幻聴、妄想の内容」といった、一見すれば「荒唐無稽」で「理解不可能」な内容を聞くことを意味するからである。そして、それは「精神的安堵」とは真逆の「恐れや不安」を専門職にもたらす。だから、「怖くて聞けない」のである。

しかし、ヤーコは危機こそチャンスだ、とも述べる。

> 「『窓が開いている状態』と先ほど申しましたが、それは幻聴、幻覚、妄

想が起きているという状態とも関連しています。ミーティングの最初5分間で患者がそんなふうに話し出すことだってあります。私たちは眠っていないかぎり、その窓がどこにあるのか、クライエントと一緒に探すことができます。『こうしなくては』と、自分たちの考えや予定にかかりきりになってしまえば、そうした物事への固執が対話の可能性を閉ざしてしまうことになりかねません。」(41ページ)

「ミーティングの最初の5分」で大切なことを話す。京都のシンポジウムの翌日から行われた東京のセミナーでは、日本に住む患者や家族とヤーコやトム達がセッションを行う模様を、マジックミラーではなくスカイプ映像越しにみる機会があった。その中でも、患者が冒頭の自己紹介から、自分自身の妄想世界の主人公の名前を語り始めた。ヤーコはひるむことなく、その名前の意味を聞き、その主人公の様子に興味を持ちながらも患者の日常生活のことも聞く、という形で質問を続けていった。その中で、「これまで話さなかったような大切なエピソードを語り出」し、「クライエントと一緒に探す」プロセスに漕ぎ出していた。その時、支援者の側が事前に準備した「こうしなくては」という「物事への固執」を手放し、まさに幻聴や妄想の「いま・ここ」としっかり向き合いながら、「生きられる経験」を共に味わっているのが、非常に印象的だった。まさに、「窓が開いている状態」をキャッチし、その患者の「生きられる経験」に寄り添う姿を垣間見ることができた。

この時、従来の精神医療が行っていた、診断名を付ける、という営みに、大きな疑問符が付く。実際、ヤーコは診断名を付けるよりも、妄想や幻覚などを言語化することに、重きをおいている。『オープンダイアローグ』の中でも、次のように語っている。

「怒りや抑うつ、不安などの強い感情を伴って、患者はこれまで口にし

たことがなかったテーマを語る。このように、危機状況の中心にいる人物である患者は、そのまわりにいる人たちには計り知れないところにいるのである。治療がめざすのは、それをあらわす言葉や分かち合える表現がこれまでなかった経験について、それを表現できるようにすることである。」(59ページ)

治療が目指すのは、診断名を確定させることではない。「そのまわりにいる人たちには計り知れないところにいる」恐ろしく不安な感覚や経験を持つ患者に寄り添い、患者とともに不確実なテーマについて対話をする中で、「それをあらわす言葉や分かち合える表現がこれまでなかった経験について、それを表現できるようにすること」である。それは、生きる苦悩の極限状態にある人の感情や想いを「いま・ここ」で受け止めること。対象者の想いの表明と「水平の対話」をしながら、自分はどう感じたか、という「垂直の対話」も行い、その自分の感情も相手に伝えながら、「生きられる経験」を共有すること。そのプロセスを「いま・ここ」で共有することで、患者が「それ以前には生き抜くことが不可能であった事態を生き抜くことができるように」支援することである。その時、診断名は予断や偏見になるので、あくまでもカッコに括り、それよりも「いま・ここ」の世界に集中するのだ。

症状から生きる苦悩へ

この「いま・ここ」への焦点化は、精神医療における「治療」概念も、大きく揺り動かすように、筆者には思える。それは、『オープンダイアローグ』の中でヤーコが言う次のフレーズが象徴している。

「彼の話が受け入れられることで、ミーティングの文脈の中では精神病

的な発言をする必要がなくなるのである。」(134ページ)

　これは、一体どういうことだろうか。
　患者にとっては、「精神病的な話を専門家がちゃんと聞いてくれる」と感じられて初めて、「ミーティングの文脈の中では精神病的な発言をする必要がなくなる」。ということは、専門家が妄想や幻覚の話を聴くことを恐れ、患者の話をちゃんと受け入れないからこそ、「自分の話が受け入れられない」と感じた患者は「わかってもらう」ために、より「精神病的な発言」をして、相互作用の悪循環に陥っているのではないか。

　　「『あなたが言ったことは精神病的体験だよ、現実じゃない』と言って、患者の精神病的発言を『現実に向けようとする』ことは、患者の言ったことに対して純粋な興味を向けることとは程遠い」(139ページ)

　この指摘には、発言形式への否定と発言内容への否定という、二重の否定が隠されていることになる。
　誰かの必死の訴えに対して、「現実じゃない」と反論することは、その発言形式そのものへの否定である。患者が「精神病的な発言をする必要」を強く感じているのは、そういう形でしか表現できない不安や苦悩、恐怖が最大化しているからである。その時に、「現実じゃない」と発言を否定することは、患者にとっては「受け入れられ」ていない、意味が理解されていない、と感じることになり、より必死になって理解してもらうために、「精神病的な発言」を繰り返す。これでは、火に油を注ぐようなものである。
　また、患者は「いま・ここ」にある圧倒的な苦悩や不安、恐怖を、「精神病的発言」でしか表現できない状況に構造的に追い込まれている。そのような状態ならば、「精神病的体験」こそ文字通りの「現実」である。そ

れを否定される、ということは、その「体験」の背後にある圧倒的な不安や苦悩をも否定されることであり、発言内容の否定に留まらず、本人の実存そのものが否定されている、と感じるのではないだろうか。

　そんな危機的状況のクライシスだからこそ、窓が開いているのである。

　　「危機状態の初めの数日に話されることは、後になってはもはや話すことが困難になるようなものである。最初の数日では、幻聴の内容について話し合うことができるかもしれないが、しばらく後になると、そうはできなくなるかもしれない。（略）素早い対応を行い、患者が話すあらゆるテーマを注意深く傾聴することによってチームが安心感のある環境を提供できたなら、患者が危機的状況の中で語るテーマをうまく話し合うことができる。そうなれば、予後は良い。」(59ページ)

　危機だからこそ、精神病的体験の恐怖や不安が、患者の口からあふれ出てくる。その時期を逃すことなく、「患者が話すあらゆるテーマを注意深く傾聴すること」が、支援チームにできるか。「あなたの言ったことは精神病的体験だよ、現実じゃない」と否定することなく、まずはじっくり「傾聴」できるか。診断名や病状の原因を探るための、つまりは支援者の聞きたい話のみを選択的に聞くのではなく、「あらゆるテーマを注意深く傾聴すること」ができるか。これらがあって初めて、患者は「安心感のある環境を提供」されていると感じ、患者は圧倒的なリアリティを話すことができるのである。そして、「彼の話が受け入れられることで、ミーティングの文脈の中では精神病的な発言をする必要がなくなる」と感じるのである。

　荒唐無稽に思える話であっても、それを切迫して話しているアクチュアリティに、嘘偽りはない。ならば、まず「彼の話を受け入れる」ことを専門家が最初にすることで、「聞いてもらっている」という安心感が患者の

中に広がり、「精神病的な発言をする必要がなくなる」と同時に、生きる苦悩の最大化した現実に対話の焦点が移るのでは、ないだろうか。

　そんなヤーコとトムの話を聴きながら、振り返りながら、僕自身のこれまで考えてきたこととの共通性を改めて感じていた。それは、トリエステで学んだ「病気から生きる苦悩へのパラダイムシフト」（竹端：2013）との共通性であり、対象者や社会を変える前にまず自分自身が変わらなければならない、という『枠組み外しの旅』（竹端：2012）こそが、精神医療の現場にも求められている、という現実である。

　本稿では、僕自身の「水平の対話」と「垂直の対話」から導き出された「いま・ここ」のアクチュアリティを描いてみた。この論考が、読者のあなたとのダイアローグのきっかけになれば、存外の喜びである。

〔文献〕

ヤーコ・セイックラ／トム・エーリク・アーンキル（高木俊介／岡田愛訳）『オープンダイアローグ』日本評論社、2016年

竹端寛『枠組み外しの旅―「個性化」が変える福祉社会』青灯社、2012年

竹端寛「『病気』から『生きる苦悩』へのパラダイムシフト：イタリア精神医療『革命の構造』」山梨学院大学法学論集 70、31-61ページ、2013年（http://ci.nii.ac.jp/naid/110009551596）

日本でオープンダイアローグをどう進めるか（高木俊介）

ＡＣＴの活動とオープンダイアローグ

　私たちは、ＡＣＴ（Assertive Community Treatment＝包括型地域生活支援プログラム）の活動を京都市内で行っています。ＡＣＴとは、統合失調症を中心とする重症の精神障害を持つ方たちに対して、自分が住んでいる場所で暮らしていけるように、心理療法士、看護師、精神保健福祉士、作業療法士など、さまざまな専門職（プロフェッショナル）がチームを組んでサポートし、ＱＯＬの向上を目指す活動です。

　日本の精神医療は、とくに重症の精神疾患の場合、病院に入院してもらって治療するのが一般的でした。私たちのような活動が芽生えてから十数年が経過し、徐々に状況は変わってきてはいるものの、まだまだ入院治療が中心であることに変わりはありません。

　しかし、この病院システムは、クライエントの治療をするというよりも、内実は収容して管理することが主な目的なわけです。つまり社会的不適応者から社会を防衛するという側に好むと好まざると医療が与してしまっているのが現状なのです。

　ＡＣＴにはそういう病院システムに対抗する意味もあるのですが、半面で、病院では手に負えなくなったクライエントの受け皿になり、病院システムを補完してしまっているという皮肉な側面も持っているわけです。

　私たちが行っている在宅支援のこころみも、リソース（資源）が絶対的に足りないという要因もあり、クライエントの生活を支えるという機能は持ちつつも、クライエントを地域生活や社会生活の場に引き出すというところまでには至っていないという現状がありました。

そうした現状に悶々とするなかで、私たちは「オープンダイアローグ」や「未来語りのダイアローグ」に出会ったのです。私たちには、彼らの思想や実践が非常に新鮮なものとして映りました。なかでも、ソーシャル・ネットワークの役割を重視する姿勢に私たちは共感を覚えたのです（ただし、ACTが慢性期の統合失調症の患者を障害者としてとらえ生活を支えることを主目的としているのに対して、オープンダイアローグはもともと急性期の統合失調症のクライエントに対して、ダイアローグを通じて心理的に支えることを目的としているところに大きな違いがあります）。そして、私たち（高木と岡田）はヤーコ・セイックラとトム・アーンキルの主著『Dialogical Meeting in Social Networks』（Karnac Books, 2006）をなんとしても日本に紹介したいと考え、このたび『オープンダイアローグ』（日本評論社、2016年）という、そのものずばりの書名でこの本を刊行することができました。

　私たちが最初にこの翻訳にとりかかってから出版にこぎつけるのに数年かかったわけですが、この期間になんと日本の精神療法界ではオープンダイアローグ・ブームともいえるような現象が起こりました。精神科医療、心理臨床、社会福祉の専門性とは何かを根本的に問い直し、またダイアローグという非常に原理的な手段を用いて、専門職、クライエントと家族が垣根を超えて繋がるというオープンダイアローグの手法が注目を浴び、その実践のこころみが日本でも広まっていくこと自体は大変よいことであると、翻訳者である私たちは考えています。

　しかし一方で、ACTの活動を通じて地域で悪戦苦闘してきた私たちの目からみると、オープンダイアローグが真の意味で日本の精神医療・精神保健のなかに根づき、実を結ぶまでには乗り越えなければならないさまざまな課題があると思われます。

　本書は、2016年5月に来日したヤーコ・セイックラ、トム・アーンキルを招いて京都で行われたシンポジウムを核に編まれています。以下では、

このシンポジウムの議論を踏まえ、かつ『オープンダイアローグ』の翻訳者の立場から、日本におけるオープンダイアローグを導入するに当たっての課題について少し語ってみたいと思います。なぜなら、つまみ食いの形での安易な導入は一時的なブームに終わってしまう危険性があり、さらに下手にやれば、精神医療の商売道具をひとつ増やすだけで、かえって有害なものとなりかねないという懸念を抱くからです。

ただし、オープンダイアローグにしろ、未来語りのダイアローグにしろ、さまざまな可能性を地域精神医療の実践の場にもたらすものであることは間違いないと考えています。したがって、実際に日本の各地でオープンダイアローグの思想や技法を持ち寄って、これまでの病院中心、医師中心の重度精神疾患治療のあり方に風穴を開けようとされている方々の活動に水を差すものでないことをあらかじめお断りしておきます。

オープンダイアローグと専門職（プロフェッショナル）

まず、日本においてオープンダイアローグを展開するにあたって、課題となるのが日本の精神医療、とりわけ統合失調症のような重度の精神障害の治療に強固に根づいている病院システムの解体です。

シンポジウムの討論の場でも述べたとおり、日本では精神障害者（クライエント）は病院システムのなかに取り込まれて、一貫して管理される立場に置かれてきました。一方、専門職のほうはどうかというと、医師を中心とするヒエラルキーが岩盤のように形成されています。

オープンダイアローグでは患者・家族とソーシャル・ネットワークの繋がりが重視され、そのなかで「オープン」に「ダイアローグ」が行われ、治療や支援が展開されるわけですが、一方で本のなかでは、専門職（プロフェッショナル）の役割が繰り返し強調されています。

しかしご存じのように、『オープンダイアローグ』の2人の著者である

ヤーコは心理療法士であり、トムは社会学者（専門は社会政策）として「外部」からオープンダイアローグのチームに参加しています。おそらく、彼らが専門職として抱いているイメージは心理療法士であったり、看護師であったり、福祉事務所や施設の職員であったり、多種多様な専門性を持った人々の集合体（プロフェッショナルズ）のはずです。もちろんそのなかには医師も含まれているでしょうが、オープンダイアローグにおける医師の役割はおそらくチームのなかの対等な一員であるはずです。

　ところが、日本の現状はそれとは大きくかけ離れています。訳者のひとり高木は医師として自戒の念を込めながらこのことを語らねばならないのですが、われわれがチームを組んで精神障害者の治療や支援を行う場合、日本では他の専門職が医師の顔色をうかがいながら行動する、あるいは最終の意思決定を医師にゆだねるという場合がほとんどなのです。

医師を頂点とするピラミッドと病院システム

　こういう日本の状況は、いくつかの要因が積み重なって形成されていると思われます。

　まず日本の精神保健・福祉制度全般が医師を頂点として成り立っているところに問題があります。これは精神保健領域に限ったことではありません。

　わかりやすい例として高齢者の要介護認定のしくみをとりあげてみましょう。

　高齢となり、何らかの障害を抱え、生活するうえでケアが必要になった高齢者が、要介護認定の申請をしたとします。そうすると、ケアマネージャーや調査員がやってきて、介護制度のしくみを説明し、本人の身体状況や家族による支援がどの程度受けられるかを調べて帰ります。でも、それで介護認定が受けられるかというと、そうではありません。医師の意見書

が必ず必要となります。

　この意見書は主治医が提出することになっていますが、実際、この医師が本当に「主治医」かというと、まあ持病の高血圧で定期的に降圧剤を処方している医師とか、年に１〜２回、風邪の診察で診ていることのある医師くらいでもいいのです。

　それから、介護保険制度で厄介なのは、認知症の方の介護の場合です。認知症での要介護認定はかなりハードルが高くて、明らかに行動や見当識に問題があって本人や家族、ケアする当事者が困っていても、医療的診断が必須になっているので、ＣＴやＭＲＩなどのもっともらしい検査が行われたうえで、やっと認定が受けられるという場合が多いのです。そのうえで、では医師は実際の介護にどの程度かかわっていくのかというと、日常の介護はほとんどすべてヘルパーさんにお任せ。たまに医療上の問題が起こったときだけ医師に電話して指示を仰ぐという程度でしかありません。

　それでも、このシステムの頂点に立つのは、相変わらず医師なのです。そして、この医師中心のシステムは日本の医療保険制度によって補完されているのです。なぜなら日本では、ほとんどの行為が医師の指示のもとで動かないと医療保険の請求対象とならないようなしくみになっているからです。医師の指示が必要ということは、たとえオープンダイアローグを行うチームをつくったとしても、医師の権威のもとで統率されたチームにならざるを得ないということです。

　オープンダイアローグでは最低２人の専門職スタッフがクライエントのネットワークとともにダイアローグするわけですが、そのなかに１人医師がいたとすると、他のスタッフは医師の顔色をうかがうことになって、平等な立場でダイアローグができないことになってしまうだろうことが予測されます。

　この医師中心の病院システムというものは、精神医療においては、もっと露骨なかたちで現れます。なにしろ社会的逸脱行動を起こす人を「患

者」というレッテルを貼って、困った行動を抑えることを治療目的としてしまい、社会の側が医師にその役割を期待するのですから。したがって、これは医師の問題というよりも、社会のあり方の問題といってよいでしょう。

日本の専門職養成システムの歪み

　では、なぜこういう問題を抱えながら、相変わらず日本の精神医療が医師中心の病院システムを越えられないのでしょうか。それには専門職の養成制度にひとつの問題点があるように思われてなりません。

　オープンダイアローグが円滑に機能するためには、優れた専門知識と技能をもった心理療法士の存在が欠かせないと思います。しかし日本の場合、臨床心理士の養成システムは大きな問題を抱えていることが指摘されています（例：井原裕「心理専門職にうつは治せるか」『こころの科学』177号、2014年）。論文の中で、井原氏は臨床心理学の教育の場において「専門職養成に実務経験が必要だという認識すら乏しい」と指摘し、心理学の教授たちのほとんどは、書斎の学者で、臨床家ではないといいます。

　大学病院で精神医学を教える教師たちが専門職を養成するに足る能力を十分に備えていると誇ることは到底できませんが、それでも彼らは大学内に臨床実践の場を抱えているだけまだましだといえましょう。大学によっては、「心理臨床」を専門とするわけではない精神科医がその教育に借り出されて授業を持つということまで行われています。

　保険診療の関係でいうと、現在、唯一うつ病の認知行動療法が医師の指導の下で保険適応となっていますが、そのことによって、認知行動療法自体がマニュアル化してしまって、本来の深みを失うということも起こっています。かつて認知行動療法の治療者はクライエントと一緒に銭湯まで出かけていって、しぐさや態度を分析するというまさに「裸のつきあい」ま

でして医療を行う、ということをしていました。心理療法の世界からそういう凄味が欠けてきてしまったような気がします。いまでも素晴らしい臨床心理士が存在し、頑張っています。しかし、経済的に報われないという状況もあいまってつぶされていく例や、ある特殊な治療法にカルト的にのめり込んでいく例が後を絶たないのです。

日本の精神医療福祉制度の後進性をどのように打ち破るか

また精神医療福祉制度全般において、日本では最終的な責任を医師が負うことになっています。だからといって、その制度が変われば心理療法士などコメディカルの活躍の場が一気に広がるかというと、そうはならないと思います。

オープンダイアローグや未来語りのダイアローグに関していうと、教育も実践もまったく受けていないかというと、すべての心理士とまではいかないけれど、知識や経験がないわけではありません。やろうと思えばできないことはない。ですから、個人レベルというか、ある先進的なグループが先行して始めることは不可能ではありません。しかしそれを日本のなかで、全面的に推し進めるにはどうしても制度の壁にぶち当たらざるを得ません。

フィンランドにおけるオープンダイアローグの展開をみると、ニーズに応じた実践を脈々と積み重ねることによって徐々に広がっていったという歴史があります。

日本の制度的後進性を打ち破るかについて、ヤーコたちは12の原則である、

①ミーティングには2人以上のセラピストが参加する
②家族とネットワークメンバーが参加する

③開かれた質問をする
④クライアントの発言に応える
⑤今この瞬間を大切にする
⑥複数の視点を引き出す
⑦対話において関係性に注目する
⑧問題発言や問題行動には淡々と対応しつつ、その意味には注意を払う
⑨症状ではなく、クライアントの独自の言葉や物語を強調する
⑩ミーティングにおいて専門家どうしの会話〈リフレクティング〉を用いる
⑪透明性を保つ
⑫不確実性への耐性
(『オープンダイアローグとは何か』斎藤環／著・訳、医学書院、2015年より引用)

を忠実に実践すれば日本でも可能だと、私たちを励ましてくれました。しかし、彼らとしては自分たちの手法を広く世界に展開するために、状況をポジティブに捉えすぎているという面もありますから、贔屓の引き倒しにならないように割り引いて受け止める必要が私たちにはあると思います。12の原則をやろうとすれば、7つの原則

①即時に応じること
②ソーシャル・ネットワークを引き入れること
③個別で具体的なさまざまなニーズに柔軟に対応すること
④責任をもって対応すること
⑤心理的な連続性を保証すること
⑥不確かさに耐えること
⑦対話が行なわれていること

に立ち戻らねばならないし、とどのつまり日本の制度を変えなければいけないことになる。つまり質（個々の治療の中味）の改善をいくらやったところで、器（制度）がいびつであれば意味がないということです。

根強い薬物療法信仰と客観性の罠

　一方、1990年代に「非定型抗精神病薬」「第2世代抗精神病薬」が登場して以降、日本における統合失調症の治療はますます薬物療法中心の治療にシフトしているように見えます。私たちは、オープンダイアローグが登場したからといって、それが薬物療法にとってかわって「薬を使わない治療ができるようになる」とは考えていません。

　統合失調症の治療には薬物療法は多くの場合に必要とされるものです。しかし、「薬だけでは統合失調症を治すことができない」——このことを紛れもない事実として私たちはわきまえておかねばなりません。私たちの感覚でいうと、慢性期の統合失調症の場合、生活支援によって60％くらいまで改善させ、薬の使用はその改善度を60％から80％くらいにするといったものです。生活支援による支えが20％もないものを、薬を使ったからといって60％改善することはできません。

　今回のシンポジウムのなかで、ヤーコとトムは主観的な見方、考え方を肯定的にとらえる発言を行っています。これとある意味で対極的な考え方は、エビデンス・ベースト・メディスン（EBM）であるといっていいでしょう。

　私たちはともすると主観的に考えることを非科学的な思考として否定的にとらえ、比較対照試験で効果が客観的に証明できた治療法を科学的で正しいものととらえがちです。

　しかし、治療効果を客観的に証明するということの内実はいったいどのようなものでしょうか。たとえば、新薬の臨床試験でプラセボと比較対照

した結果、「効果」が10%くらい上回った薬剤（例えば抗うつ剤）は「効果」が科学的に証明されたとして、治療薬として承認されます。治療効果の客観性とは、せいぜいこんな程度なのです。

逆にいえば、主観的にみて多くの人が「この治療は効果があるな」と認められる治療は、二重盲検試験などしなくても客観的にみて効果がある治療であるわけです。こうした主観性の世界では判断できないような微差について「効果」があるかどうかを競っているのが、統合失調症の新薬開発の「客観性を重んずる世界」で起こっていることです。そして、そのなかでは、比較対照試験という「客観性」の名のもとに、効果をできるだけ大きく見せ、有害な副作用はできるだけ小さく見せようという歪んだ形の競い合いが行われているのです。

もちろん薬物療法でおどろくほどの改善をみせるクライエントもいるし、薬物療法なしでは日常生活を続けられないクライエントもいます。しかし、なかには薬物療法の副作用で逆に日常生活を送れなくなってしまうクライエントもいるのです。それをパーセントで表して、効果があるほうがないほうよりも上回っているのだから、エビデンスがあると片付けてしまうのはいかにも乱暴な議論のように思えます。

しかしながら、非定型抗精神病薬が登場した90年代以降、「副作用が少なく、陽性症状だけでなく陰性症状にも効く、患者にとって飲み心地がよい」といったことがあらゆる教科書・啓蒙書に記述され続けてきました。そのため、反省や疑問が提出されることはあったものの、いぜんとして患者、家族、医療従事者による薬物療法への盲信は治まる気配はありません。

未来語りのダイアローグへの期待

こうした課題を抱えながら、日本でオープンダイアローグを展開する場合、私たちはオープンダイアローグよりも、未来語りのダイアローグの導

入を先行させたほうが成功する可能性が高いと考えています。

　オープンダイアローグの場合、大学の研究費などを使った試験的な導入、もしくは有志による自腹をはたいた形での導入しか、現在はできないと思うからです。これでは普及というにはほど遠いでしょう。

　子どもの発達障害の場合は、学校、学童保育、福祉関係のＮＰＯがボランティアベースでいろいろなこころみに挑戦しています。ここには幸いなことに（！）医師は入っていません。そうした人たちに働きかけを行う場合、未来語りのダイアローグはとても良い道具になると思います。また未来語りのダイアローグは、オープンダイアローグ全体を学ぶうえでも、非常によい勉強の場を提供することになるだろうと期待しています。

　本来のオープンダイアローグとは、統合失調症の急性期にあるクライエントに対して、責任あるチームが365日24時間体制で見守り、患者の生活の場で毎日ミーティング（ダイアローグ）を行うことを目指すものです。この試みが一定の成果をあげるだろうことは、臨床をやっている立場からすれば至極もっともなことだろうと思います。

　しかし、今の日本にはこうした実践を制度化する素地がまったくといっていいほどありません。そういう素地がないなかで、しかも医師中心に無理矢理推し進めていっても、歪んだものになってしまうにちがいありません。中途半端に行えば、ただおしゃべりをすればいい程度のものに終わってしまうことになりかねないのです。

　ところが、未来語りのダイアローグの場合、いろいろな職種が連携して支援をしているときに生ずる、行き詰まりの打開の方法として使えるのではないかと思うのです。

　私たちＡＣＴの活動に引き付けていうと、私たちもいろいろな職種が寄り集まって統合失調症の方の生活支援を行っています。それぞれの人は熱意をもって支援に取り組んでいるけれども、連携の行き詰まりに苦労しているのが現状です。

未来語りのダイアローグとは、クライエントとクライエントを支える支援者が集まってダイアローグをするという意味では、オープンダイアローグと変わらないけれども、「未来を語る」という、かっちりとした方法論があるところが魅力的です。
　チームが行き詰まってしまう一因に、うまくいかない現状へのとらわれがあります。自分たちが１年後、２年後にこんな形になっているといいな、という未来から語ろうというのが「未来語りのダイアローグ」です。その際に、相手の言っていることを否定しないで十分に傾聴する、ということが原則となっています。相手の意見を傾聴したうえで、全員が自分の意見を述べるという形でダイアローグが進められます。そのうえで、クライエントが望む未来に到達するためにそれぞれの人がどんなことをやっているだろうかという想像力を働かせるのです。
　未来語りのダイアローグを行うと、集まった人の想像力が羽ばたいて、思ってもみなかったアイデアが生まれることになるのです。こういうやり方はあまり日本人が得意とするところではありません。日本人は寄り集まると遠慮したり、牽制したりする傾向がありますから。ひょっとすると、医師なんかが最も不得手とする領域かもしれません。ですから、グループワークに長けた心理療法士が中心的な役割を果たすことになります。
　多職種の人たちが集まる場というのは、すでに日本にもあるわけです。そのなかにこの未来語りのダイアローグを持ち込むというのは、安易に流されるということに注意さえしておけば、意外に導入しやすいと考えられます。
　オープンダイアローグが三つ星レストランのメニューだとすると、未来語りのダイアローグはそのレストランの精髄がつまったランチボックスだといってよいのかもしれません。
　ここまで、オープンダイアローグは急性期の統合失調症のクライエントに対して行うものだと述べました。もともとの適応はそうであったと、私

たちは理解しています。しかしながら、オープンダイアローグがブームとなって広がってきた結果、適応がどんどん広がっているような気がします。それはそれでよいのかもしれませんが、一方で「ダイアローグ＝単なるおしゃべり」という、形骸化の危険性を孕んでいるように思います。

それどころか、オープンダイアローグに習熟していないスタッフが患者と家族を交えてダイアローグを行った場合、「民主主義的に話を聞きました。そして、患者さんは納得して保護室に入ってくれました、病院の規則に従ってくれました」なんてことになりかねません。

それに対して、未来語りのダイアローグは、統合失調症のみならず発達障害、非行、ひきこもり、不登校などさまざまな分野で応用が可能です。

楽観的構造としての「未来語りのダイアローグ」

オープンダイアローグにはファシリテーターは存在しません。未来語りのダイアローグの場合は、原則として対話のファシリテーターとしてそのケースに関わっていない２人の部外者を選びます。ただし、どちらもダイアローグの質を重視するという共通項があります。

ダイアローグは単なるミーティングではありません。未来語りのダイアローグの場合、１人のファシリテーターは発話者の話に応答する役割を担います。そして、もう一人は語られたことを記録するわけです。ただし、ミーティングで話される内容によっては、問題から距離をおける立場に立てるという条件付きで、ミーティングの参加者からファシリテーターを選ぶことも許容しています。

では、未来語りのダイアローグのよいところはどこかというと、これはトムが言っていることですが、「人間とは、未来を語ることで楽観的になりうる存在だ」ということです。「楽観的になりなさい」ではなく、未来を語ることで「楽観的になれる」構造を持っているということです。

加えて、未来語りのダイアローグに参加する人たちは現状を打開しようと一所懸命になっているのにそれができない人たちです。そういう人たちにとって、未来語りのダイアローグは人間の本性に働きかけることで良い結果を生み出すことが期待できるのです。

　近い未来についての想起によって、出てくる何かをとらまえる——未来語りのダイアローグの本質はそこにあると思います。
　いずれにせよ、ダイアローグという考え方がこれからの精神障害者支援の中に正しく入ってきてほしいし、その必要があると思います。
　いろいろ批判的なことを述べましたが、「思想はきっちりと、実践はおおらかに」というのが私のモットーです。逆だったら、大変ですよね。

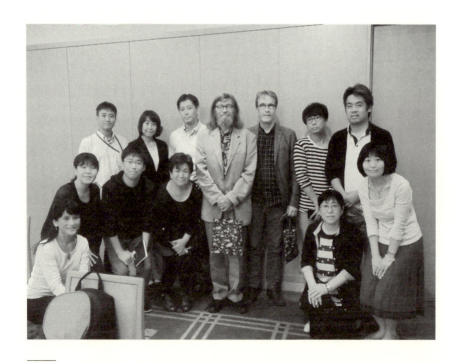

オープンダイアローグを実践する

2016年9月25日　第1版第1刷発行

シンポジスト――ヤーコ・セイックラ、トム・エーリク・アーンキル、
　　　　　　　髙橋睦子、竹端 寛、高木俊介
発行者――串崎　浩
発行所――株式会社日本評論社
　　　　〒170-8474　東京都豊島区南大塚3-12-4
　　　　電話03-3987-8621（販売）　-8595（編集）
印刷所――港北出版印刷株式会社
製本所――牧製本印刷株式会社
装　幀――銀山宏子
検印省略　©日本評論社　2016
ISBN 978-4-535-98443-1　Printed in Japan

[JCOPY]〈(社)出版者著作権管理機構　委託出版物〉
本書の無断複写は著作権法上での例外を除き禁じられています。複写される場合は、そのつど事前に、(社)出版者著作権管理機構（電話 03-3513-6969、FAX 03-3513-6979、e-mail：info@jcopy.or.jp）の許諾を得てください。また、本書を代行業者等の第三者に依頼してスキャニング等の行為によりデジタル化することは、個人の家庭内の利用であっても、一切認められておりません。

◉あなたは「専門性」という鎧を脱ぎすてられますか?

オープンダイアローグ

ヤーコ・セイックラ、トム・エーリク・アーンキル[著]
高木俊介、岡田 愛[訳]

フィンランド発、急性期精神病に24時間以内にチームで介入し、対話中心で治療する実例とシステムを紹介した基本的テキストの決定版!■本体2200円＋税

目次抜粋
オープンダイアローグによる危機介入
実践的ガイドライン
即時に対応すること
ソーシャル・ネットワークが参加すること
具体的でさまざまなニーズに対して柔軟に対応すること
責任をもつこと
心理的連続性を保証する
不確実性に耐えること
〈対話〉的な性質

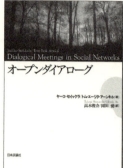

◉トレント発・地域精神医療の究極のカタチ

イタリア精神医療への道
バザーリアがみた夢のゆくえ

レンツォ・デ・ステファニ[著] ヤコポ・トマージ[共著]
高木俊介、岡田 愛[訳]

トレント(北部)地方の地域精神医療実践に邁進してきた著者とその地に住み、生きる意欲を取り戻した「愛すべき人たち」の物語。■本体2500円＋税

目次抜粋
第1部　イタリア地域精神医療およびトレントにおける取り組みの歴史　1970－2015
第2部　ある精神医療の歩み
　　　　――ジャンカルロ〜マウリッツィオ　1978－2015
FOTO　トレント・それぞれの肖像
　　　　――撮影：アレッシオ・コセール
第3部　善良なる"マッティ(頭のおかしい者たち)"の肖像
第4部　180号法に跡継ぎ誕生

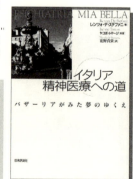

日本評論社
https://www.nippyo.co.jp/